はなしシリーズ

あなたの「頭痛」や「もの忘れ」は大丈夫？

脳疾患診療の実際

医学博士
西村謙一 著

技報堂出版

はじめに

「頭痛がするのは更年期障害のせいだ」とか、「上肢がしびれるのは働きすぎだ」など、病気を自己診断している方は意外に多い。また、片頭痛を業病だとあきらめて治療をしようとしない女性も少なくない。

今日の進歩した医学は、多くの病気を治すことができるし、治せないまでも、よくコントロールできるものなのである。私たち医療関係者からみれば、どうして早く診療を受けないのだろうと思うことが少なくない。目を瞠るほど発達した近代医学を利用しない手はない。特に、日本は、誰でもが高度の医療を受けられる世界でも有数の国のひとつである。病気に悩む方は、迷うことなく早期に受診して、医療を受けて悩みから開放されて欲しいと痛切に思う。

早期に診療を受けるうえで一番よい方法は、折にふれて相談できる「かかりつけ」の医師をもつことである。最初から大学病院を訪れる必要は、特別な救急の場合などのほかは少ないといえる。大学病院は、他ではできない高度な診療、教育、研究のための医療施設である。患者のことを一番よく知っているかかりつけの医師に診てもらえば、必要に応じて専門の医師に紹介してくれるはずである。大学病院から、逆に地方の中・小病院あるいは個人の診療所に患者の治療の依頼があることが多いことも知っておいていただきたい。まず、かかりつけの医師に相談することを勧める。病気に対する正しい知識を持つことができれば、読者本人が病気である場合の対処にも役立ち、また、身近に病気の方がいれば、ある程度の今日の医療の知識をもって思いやりがある接し方ができるかもしれない。このような願いを込めて執筆したのが本書である。

本書の目的は、自己診断に役立つ知識の提供ではなく、病気とそれに対する過不足ない知識を提供することである。したがって、本書は、今日の最先端の医療や研究を記したものではなく、主として、わが国の開業医をはじめ、多くの医療機関で行われている神経疾患の医療と医学的知識を紹介したものである。これに加えて、読者の知識欲に応えるため、興味深いと思われるトピックスについて触れたところもある。このようなわけで、本書は医療関係者以外の方々を主な対象としたが、医療関係者でも、専門外の医師、薬剤師、理学療法士や作業療法士を始めとするリハビリテーション関係者、看護婦、放射線技師、医学生、看護学生にも役立つものと思う。

治療法の選択や危険性については、ごく一般的なことを記すにとどめた。その理由は、この件については、本来、主治医や執刀医が個々の場合にインフォームド・コンセプトを得るべきものだからである。

擱筆にあたり、専門的な立場から種々ご教示いただいた、佐賀医科大学脳神経外科　田渕和雄教授、阿部雅光助教授、同神経内科　黒田康夫教授、同救急医学　滝健治教授、元佐賀県立病院好生館

脳神経外科　前山隆太郎臨床教授、宮崎医科大学解剖学　大浦親善名誉教授、久原クリニック　久原一男院長に深く感謝する。また、本書の出版にご理解いただき、ご鞭撻いただいた医療法人　平川病院　平川渉理事長、同病院　平川英典病院長に厚くお礼を申し上げる。なお、本書の挿絵を描いて下さった平川病院　山口弘幸看護長のご厚意にも感謝したい。同看護長は救急救命士の資格を持っておられ、病院での著者のよきパートナーである。また、図の掲載を許可された東芝メディカル株式会社、シーメンス旭メディテック株式会社にお礼申し上げる。

著者は、一九九八年の暮れ頃から白内障のため両眼の視力障害が進行し、執筆活動に支障を来すようになった。一九九九年、佐賀医科大学眼科　斉藤伊三雄助教授の執刀で手術を受けた。結果はきわめて良好で、なんの支障もなくふたたび執筆活動を続けることができるようになった。本書を執筆できたのも、この手術のおかげである。同助教授に心からお礼を申し上げるとともに、ひとりの患者として親切に処遇して下さった同眼科のスタッフの方々に深く感謝する。

終わりに、本書出版に興味を寄せられ、有益なご助言をいただき、編集の労をとられた技報堂出版編集部　天野重雄氏に謝意を表する。

二〇〇〇年七月

西村謙一

目　次

第一章

頭の中の構造

「あの人は、脳卒中で歩くのが不自由になったそうだ」といった話を聞いても、頭のどこがやられたから、そうなったのか、さっぱりわからない。頭の病気の話をするのに、頭の中の構造についての、ある程度の知識は、どうしても必要である。ちょうど、東京都の話をするのに、中央線がどこを走っているのか、国会議事堂がどこにあるのかまったくわからなければ、話のしようがないのと同じである。

これらの基本的なことを知るのは、忍耐のいることである。医学生となって、まず遭遇するのは解剖学の講義であった。教授は、われわれがいまだ見たこともない人体の内部構造の図を書いて、線を入れてラテン語で名前を書いてゆく。われわれは、それを一生懸命に写すのみであった。人体解剖学を知らなければ、医師にはなれないということは、頭の中でわかってはいるが、現実は講義を聞くだけで、面白くない毎日であった。冬になって解剖実習で、やっと興味がもてるようになった。

医師になって、私が脳神経外科医を希望すると、脳解剖学や神経内科学などを研修するコースに入れられた。このとき、私はふたたびヒトの脳の解剖と取り組むことになる。蜜柑のスライスだけをみて、蜜柑の全体像をつかめといっても容易ではない。外から皮を剥いてゆけば、全体像は容易につかめる。そのように考えて、私はヒトの脳の標本を切らずに、外から皮を剥ぐように壊しながら観察していった。これで脳の内部構造、とくに位置関係が非常によく理解できた。この経験から頭の外から内側に向かって内部構造を説明しよう。

I　頭の皮から脳表面まで

頭というのは、通常、眼や鼻がある顔の部分と、脳が入っている部分を指す。脳が入っている部分の皮は毛髪に覆われている。この部分の頭の皮で重要なことは、非常に血管が豊富であるということである。ちょっと頭の皮膚を切っても、意外と出血が多いのが特徴である。頭の皮を剥ぐと、その下には部分的に筋肉があり、他は骨膜に覆われている。骨膜を剥離すると頭蓋骨が現れる。頭蓋骨は硬くてメスや鋏では切り開けない。ドリルで穴を開けて、そこから鋸を入れて切り開く。ここで知っておいていただきたいことは、脳が入っている頭蓋骨の内部（頭蓋腔という）は、まったく外界には通じていないということである。脊髄が入っている脊椎腔を含めて、頭蓋腔は外界に交通がない骨で囲まれた箱といえる。この構造が脳の病気や外傷のときに問題になってくる。耳や鼻、頭蓋骨の一部には外界の空気が自由に出入りできるが、頭蓋内には正常の場合、空気は出入りできない。したがって、空気を介して細菌は侵入できない。

頭蓋骨の一部を取り除くと、その下には直接脳が見えるわけではなく、表面に硬膜と呼ばれる、やや厚い膜が出てくる。その膜の表面には血管が走っているのが見える。この血管、とくに動脈はきわめて重要な意義をもつ。後で述べるように、この血管が頭蓋骨の骨折で破れたら硬膜外血腫が起り、放置しておけば、ほぼ確実に死に至る。

上手に硬膜を切り開くと、やっと脳が出てくる。硬膜と脳の間には何も存在しない。脳の表面に血管が縦横に走っているのが目に入り、実際の手術では、脳が拍動しているのが観察できる。よくみれば、脳の表面は非常に薄い透明な膜で覆われているのがわかる。これがクモ膜といわれるものである。クモ膜の下はクモ膜下腔と呼び、そこには透明な水のような液体が存在しているのが、脳の襞の所をみると、よく見える。これが脳の中と脳の表面を循環している脳脊髄液である。外傷などでクモ膜が破れない限り、正常の状態では、脳脊髄液は脳の外には流れ出ることはない。脳脊髄液は、出血や感染などの病気の状態でなければ、外見は水のように透明で、英語でクリスタル・クリアと表現される。脳動脈瘤が破れてクモ膜下腔に出血が起ると、脳はクモ膜を通して真っ赤にみえる。

以上が、頭の外から中へ分け入ったときに目に入ってくる脳の表面までの構造である。

Ⅱ　脳表面のあらまし

今度は取り出した脳をみてみよう。脳は胃や心臓と違って、柔らかでちょうど豆腐のようなものである。脳の表面には、血管とともに大脳溝と呼ばれる多くの溝があり、一見皺だらけに見えるが、これらの溝は無秩序に走っているのではなく、多少の個人差はあっても、ほぼ一定して走っている。そして、おのおのの溝と溝との間の高まりを大脳回と呼び、部分により、それぞれ名前がつけられている。子供のころ、頭のよい人の脳は皺が多いと聞かされたが、これはウソである。脳を目でみて頭の良し悪しはわかるものではない。年をとったり痴呆になったりすると脳は萎縮するので、皺は深く見えるし、皺が多くなったように見える。

次に脳全体を観察しよう（**図1**）。外から見える部分は、終脳の外套と呼ばれる部分である。表面の部分は大脳皮質である。大脳皮質には、新皮質、古皮質、旧皮質があるが、新皮質はヒトでとくに発達している。

脳の重さは、死後測定するので、生前の病気、死因、死後経過時間、測定法などによって異なるが、成人で一三〇〇〜一四〇〇グラム程度である。一般的に男性の脳が女性の脳より重い。しかし、脳の重さと頭の良し悪しとは関係がない。

脳は右脳と左脳に大きく分れているのがわかる（**図1**）。前記の硬膜がついたままの脳であれば、この左右脳がつながった硬膜の部分に、静脈血を入れる静脈洞と呼ばれる長い袋状のものがある（**図1**では取り去られている）。外傷などで、この部分が破れると大出血を起し、危険な状態になる。

左右脳の大きさはほぼ同じに見えるが差があるのが普通である。左右の脳で外套の前方の部分は、前頭葉と呼ばれる部分である。前頭葉は外側溝、または人の名をとってシルビウス裂と呼ばれる深

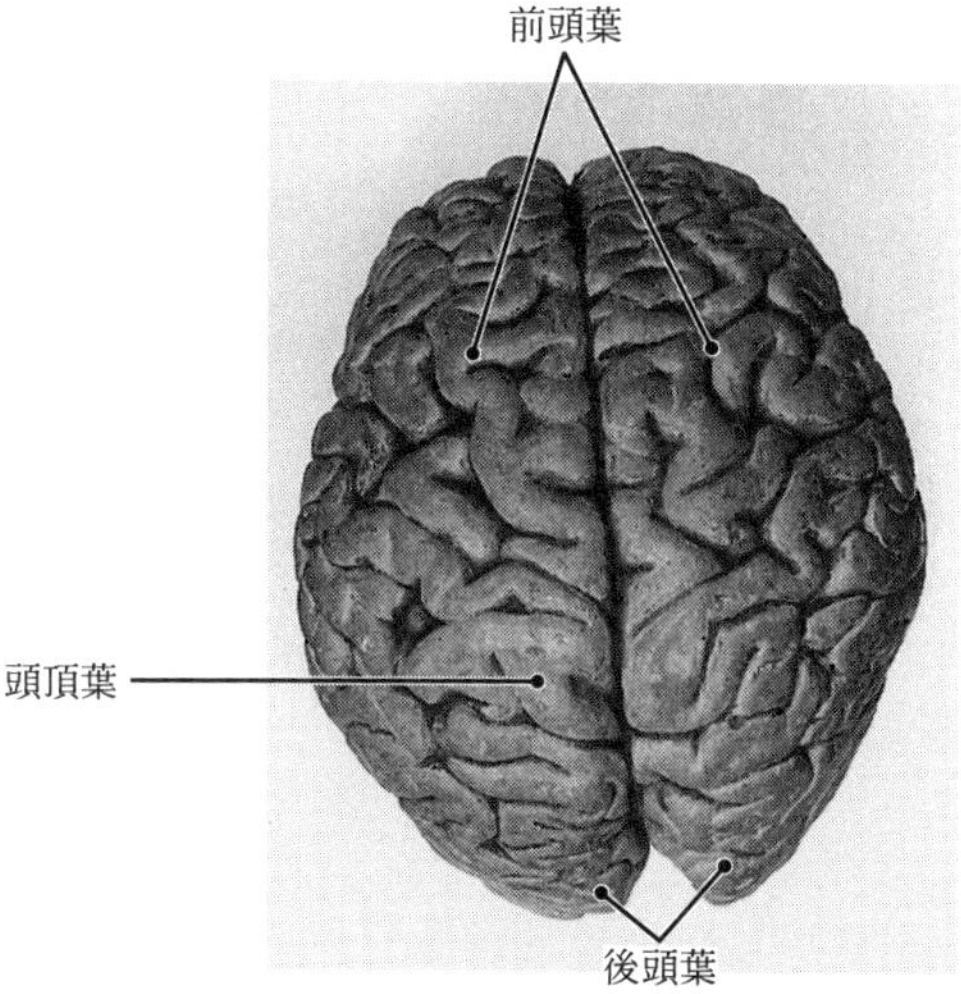

図1　上から見たヒトの脳（模型）

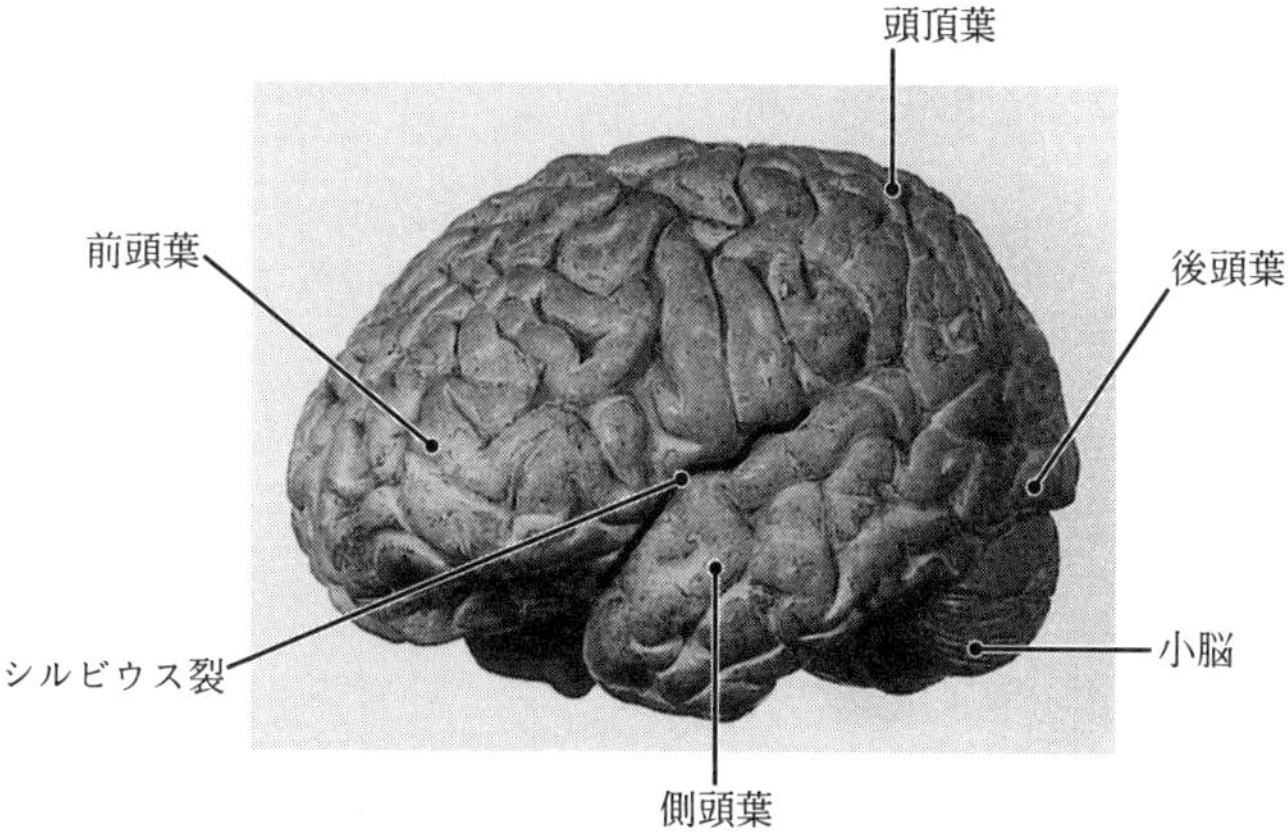

図2　横から見たヒトの脳（模型）

い溝によって、側頭葉と境されている。脳を横からみると、この関係はよくわかる（**図2**）。このシルビウス裂に接して、前頭葉に運動性言語中枢（ブローカの中枢）といわれる言語の中枢がある。運動性言語中枢が障害されると、相手の言葉は理解できて声も出せるが、言葉が話せなくなる運動性失語症になる。

前頭葉の前の部分は、前頭前野といわれ、考えたり、創造したり、意欲をもつことなどに関係する部分である。前頭葉は頭のてっぺんから下方に向かう中心溝（ローランディ溝）で頭頂葉と境される。脳を真上からみて中心溝を判断するには、前頭葉の前から縦に走る溝（上前頭溝）を後方にたどると、横の溝に突き当る。それが中心溝である。また、両耳の穴を頭のてっぺんを通して最短距離を糸で結べば、その糸に沿った所が中心溝とほぼ一致する。前頭葉の後方の中心溝に接した回（中心前回という）には、意志による運動を司る中枢（皮質運動中枢）があり、そこから錐体路という伝導路が全身に向かって下降する。頂のほうから下方に向けて下肢、体幹、上肢の順に運動中枢が並び、反対側の半身の運動を支配する。

頭頂葉の中心溝に接する回（中心後回という）と、これに接する頭頂葉の一小部には、皮膚知覚中枢がある。左の知覚中枢は右の脳に、その中で下肢の中枢が上に、上肢の中枢が下にある。

側頭葉には、シルビウス裂に沿って、もう一つの言語中枢である感覚性言語中枢（ウェルニッケの中枢）がある。この中枢が障害されると、他人の言葉（音声）は聞こえるが言葉の意味がわからなくなる感覚性失語症になる。聴覚中枢も側頭葉にある。

頭頂葉の後ろにに連なっている部分は後頭葉である。後頭葉の部分は、案外小さい領域で視力の中枢がある。

Ⅲ　脳の底面

今度は取り出した脳をひっくり返して底面を見よう（**図3**）。まず、左右の前頭葉、側頭葉がみられるであろう。側頭葉の後ろの方には左右の小脳がある。前頭葉の正中線近くに平行に前に延びているのは、嗅神経である。中心部に、交差した白いものが見えるが、それは視神経を切断したものである。その横に、やや大きな血管があるが、それは内頸動脈である。その後ろは、膨れた部分があるが、それは後で述べる脳幹部の橋である。橋の中央に一本の動脈がある。これが脳底動脈である。

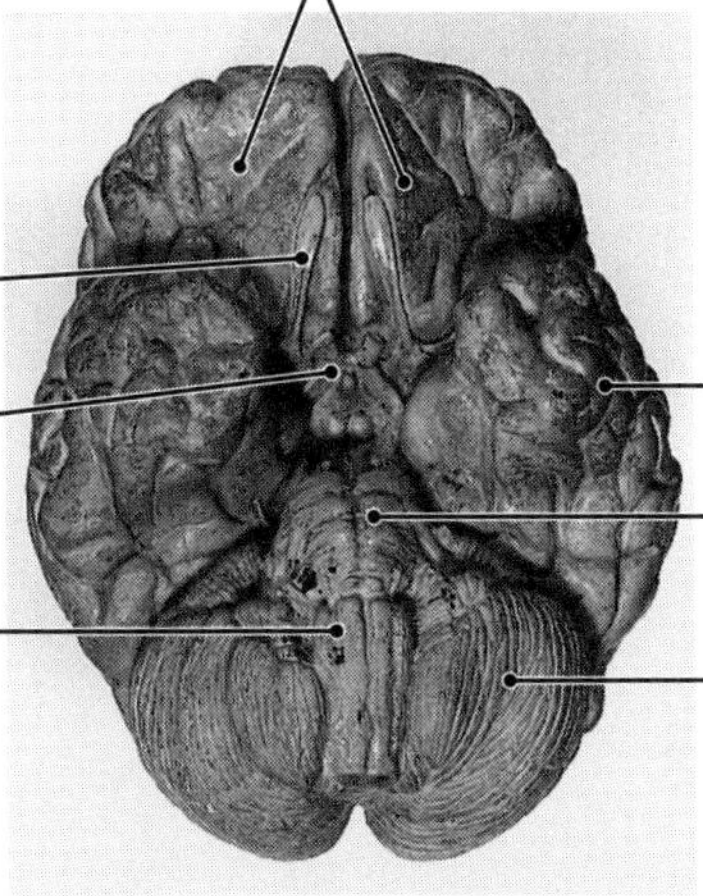

図3　ヒトの脳の底面（模型）

橋に続く部分は延髄である。橋の前方から延髄にかけて両側から小さい脳神経が横に出ているのに気づく。

Ⅳ　脳の深部

　これまで観察してきた大脳の外套を除去して、内部に進もう。前頭葉と側頭葉の間の溝、シルビウス裂を開いてゆくと、その下に脳表面と同じような部分があり、島と呼ばれる（**図4**、**図5**）。それをさらに壊してゆくと、空洞が出てくる。これが側脳室で（**図6**、**図7**）、中に入っている脳脊髄液は脊髄の方にまで巡回している。側脳室の周囲をうまく除くと、瘤のような部分が出てくる。これが被殻と呼ばれる大脳基底核の一部で、高血圧性脳出血がよく起る場所である。基底核の内側、すなわち側脳室の横の壁の一部になる部分が視床

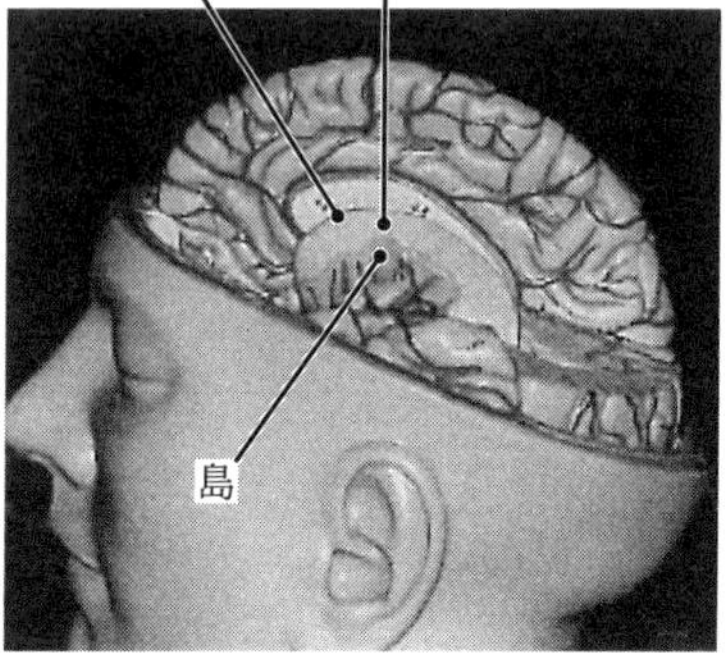

図4　ヒトの脳の左大脳半球を除いた内部構造（模型）

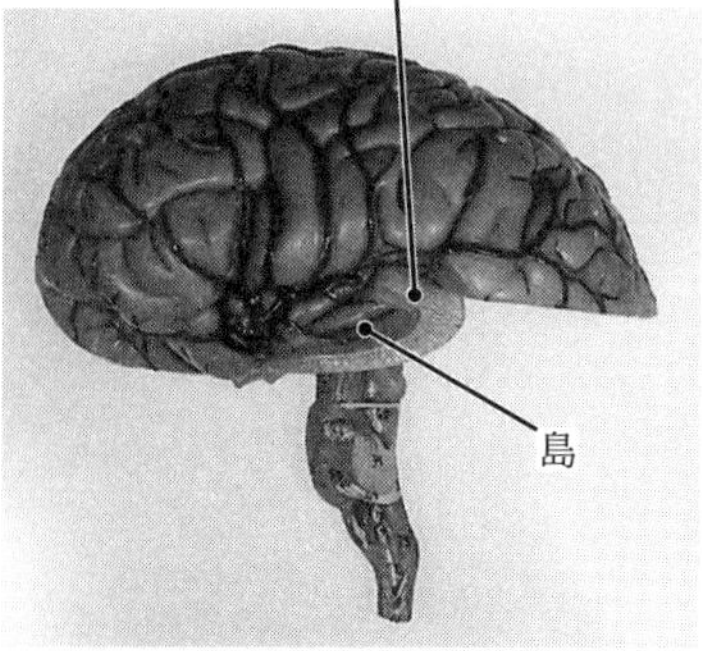

図5　ヒトの脳の左側頭葉を除いたもの（模型）

である（**図8**）。視床は間脳の一部で、知覚の中枢になる。この部位にも、脳出血が起る。基底核と視床の間には、大脳皮質と下部の脳や脊髄と連絡する伝導路の大部分が集まって通る内包がある。内包に出血が及べば運動麻痺が起きる。

脳の中心部は、左右の視床からは中脳に続く（**図9**）。中脳の背側には四丘体があり、上下各一対の上丘、下丘よりなる。上丘は対光反射の中枢がある。下丘は聴覚に関係する。中脳に続いて腹側には膨らみとなった橋がある（**図9**）。橋の両横には、小脳がくっついている。小脳は身体の平

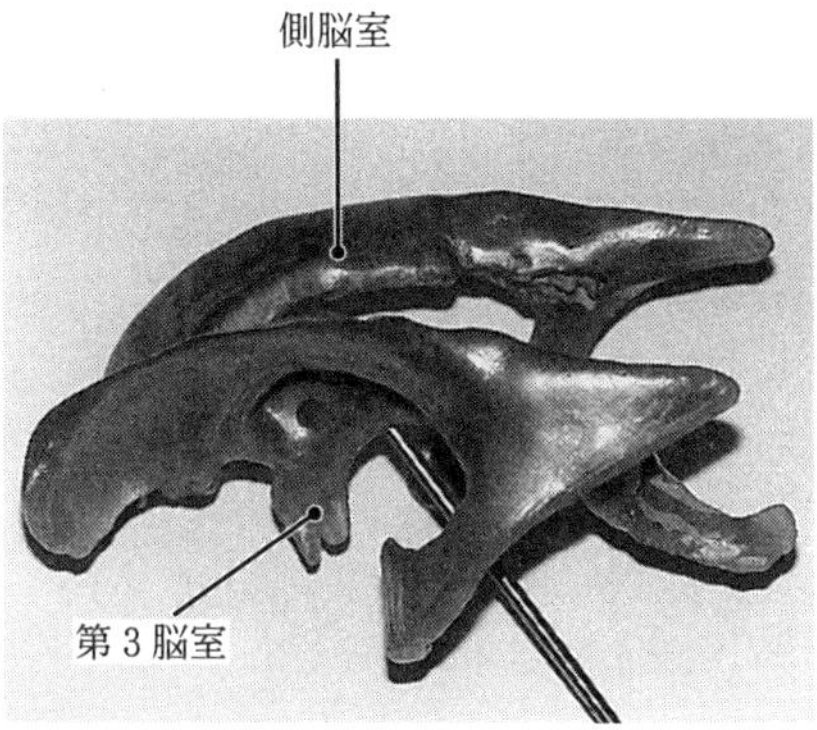

図6　ヒトの脳の脳室系を横から見たもの（模型）

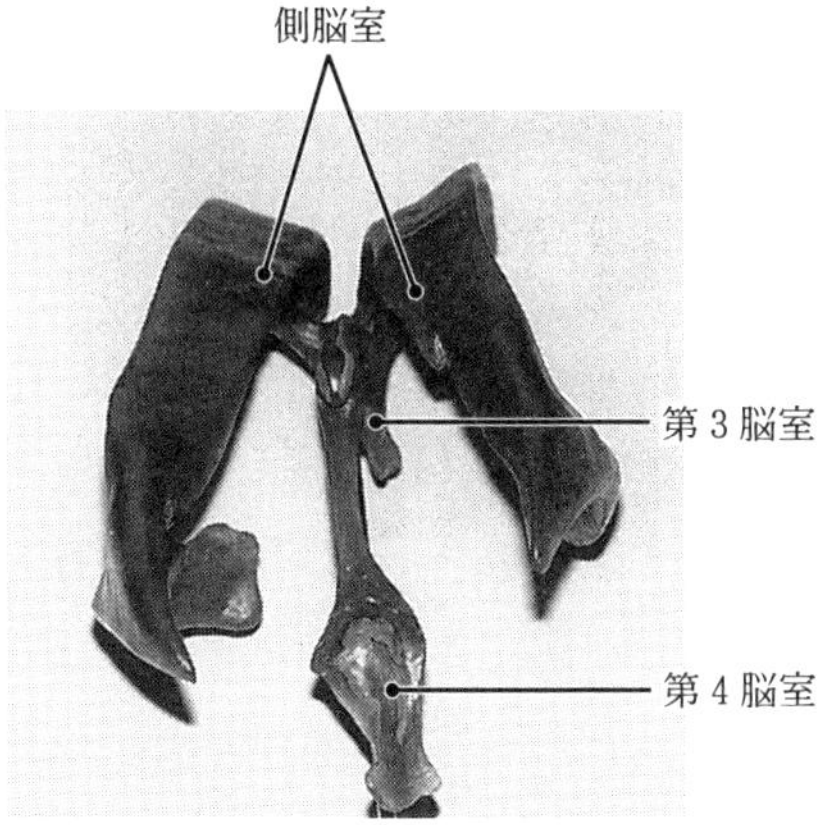

図7　ヒトの脳の脳室系を上から見たもの（模型）

衡と筋肉の緊張を司り、姿勢、随意運動を調整する。橋の下側は延髄へと続いている。間脳、中脳、橋、延髄をまとめて脳幹と呼ぶ（**図9**）。脳幹には、呼吸・循環などの重要な生命の中枢があり、また、意識を保つ脳幹網様体がある。

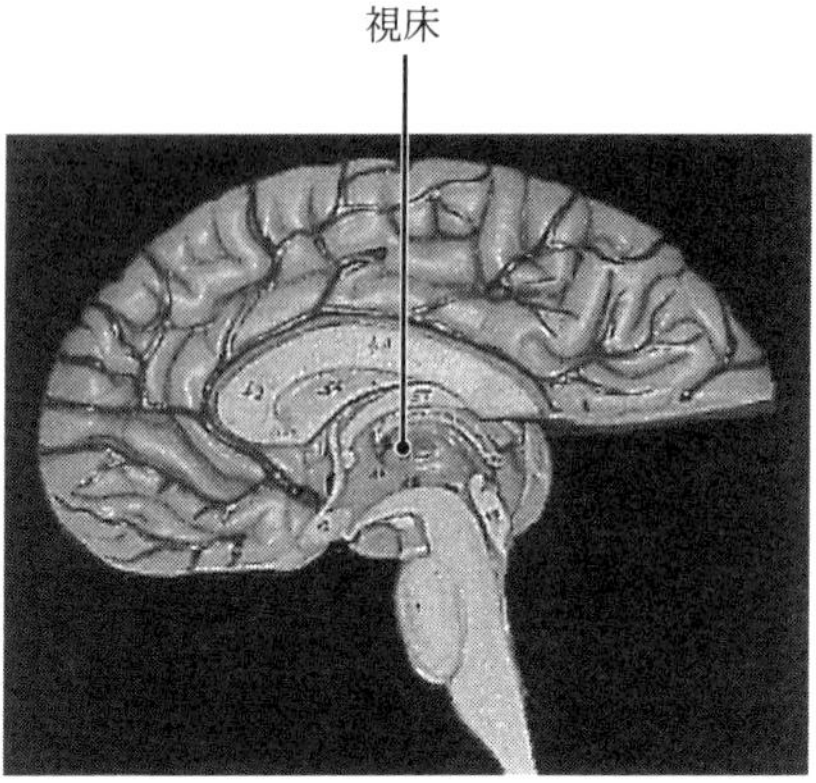

図8　ヒトの脳を真ん中から切ったもの／視床を示す（模型）

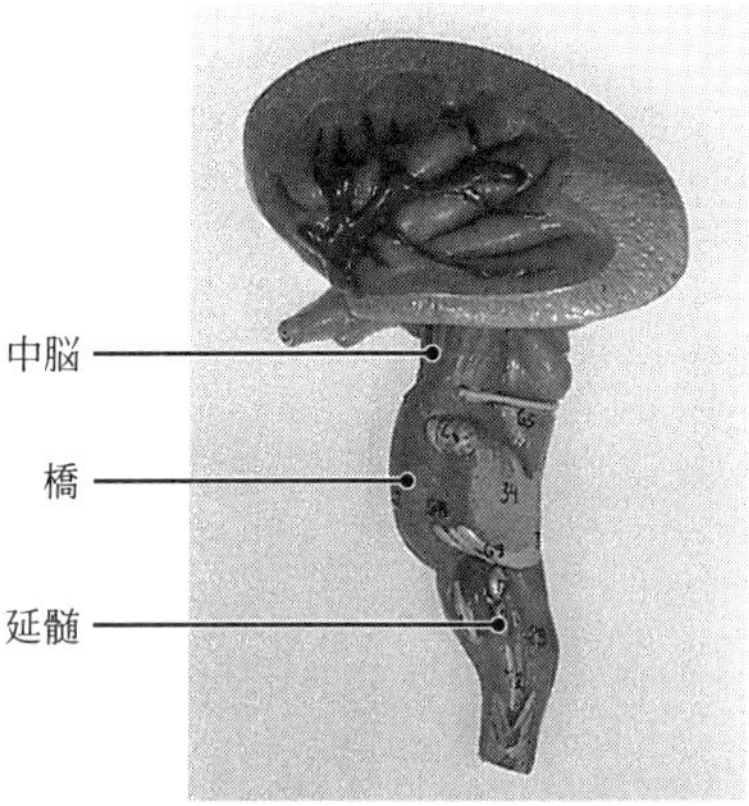

図9　ヒトの脳の脳幹部（模型）

Ⅴ　伝導路

脳内には神経繊維からなり、他の部分と連絡する伝導路がある。これらには同じ側の異なる部位間を連絡するもの（連合神経路）、左右の脳の間を連絡するもの（交連神経路）、脳および脊髄で異なった高さの部位を連絡するもの（投射神経路）がある。

Ⅵ　左右の脳

運動性言語中枢（ブローカの中枢）と感覚性言語中枢（ウェルニッケの中枢）の二つの代表的な言語中枢の他に、補足言語野と呼ばれる補助的な言語中枢の存在が知られている（**図10**）。皮質運動中枢や皮質知覚中枢などは、両側の脳に存在するが、これらの言語中枢はすべて片方の脳にしか

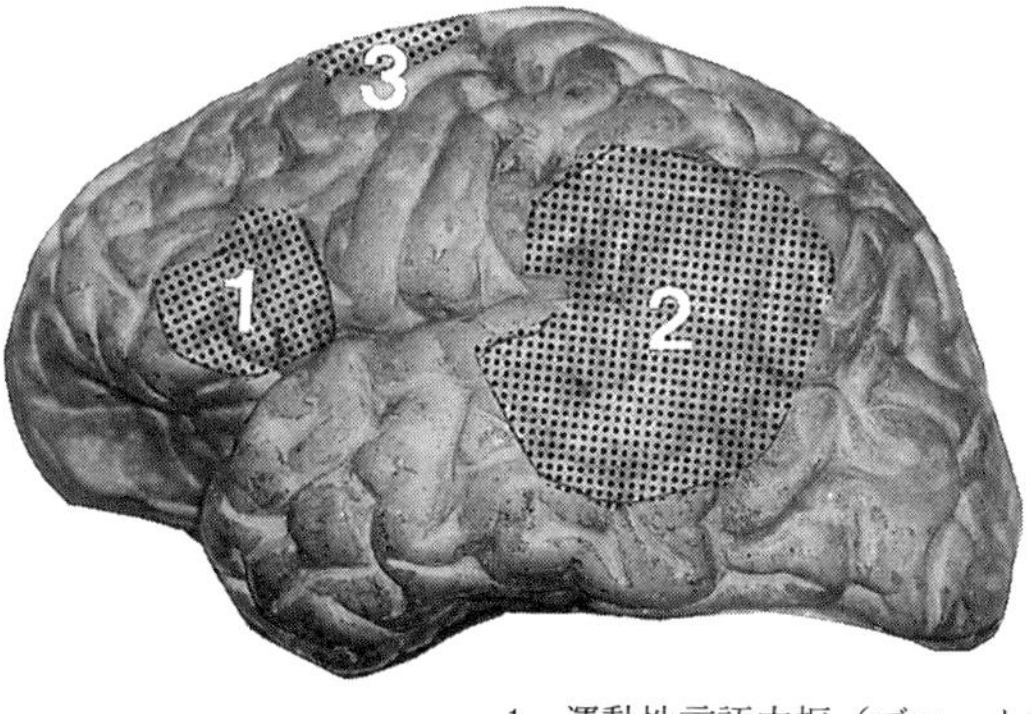

1. 運動性言語中枢（ブローカ中枢）
2. 感覚性言語中枢（ウェルニッケ中枢）
3. 補足言語野

図10　言語中枢（模型）

存在しない。利手と関係があり、通常右利きのヒトのほとんどは左脳に言語中枢がある。左利きのヒトの約七〇パーセントは左脳に言語中枢があるとされている。

左脳は言語中枢をもつ他に、算術的、コンピュータ的、観念的な特性をもっている。これに対して、右脳は、絵画的、図形を認識するような感覚、音楽的な特性をもつ。

どちらの脳に言語中枢があるかを知ることは、脳腫瘍などで脳の手術を行う場合に重要である。とくに、左利きか、両手利きの患者で問題になる。アミタールという麻酔剤を一方の内頸動脈に注射して、反対側の運動麻痺とともに失語が出現すれば、注入側に言語中枢が存在することになる（アミタール・テスト）。最近では、第二章で述べるＭＲＩの脳機能画像が判定に用いられるようになった。

Ⅶ　脳の血管

心臓から出た左右の動脈は頸の上部で、それぞれ二本に分れる（**図11**）。頭の中に入った内頸動脈は側枝を出した後、前大脳動脈と中大脳動脈に分れる。左右の前大脳動脈は左右大脳半球の間で、短い前交通動脈で結ばれる。この部分は脳動脈瘤ができやすい所である。中大脳動脈は大脳半球凸面の大部分を栄養する。一方、心臓から出た二本の椎骨動脈は、頸椎に沿って上行して頭の中に入ると、左右は合体して一本の脳底動脈となって脳幹、小脳、脊髄上部などを栄養する。脳底動脈は

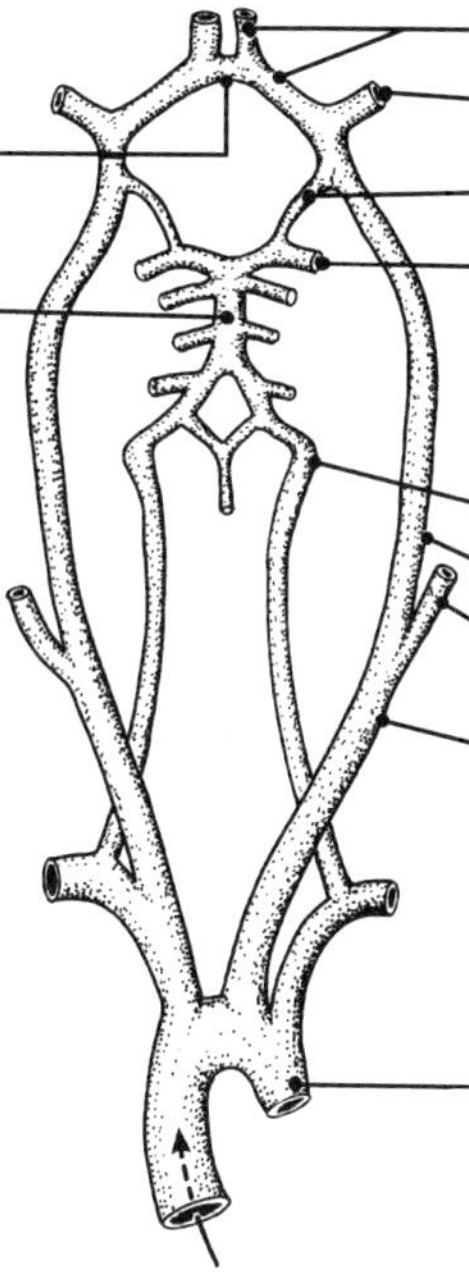

図11　脳の動脈

頭蓋底を前に進み、分枝して中脳、視床、側頭葉底部、後頭葉などを栄養する。脳底動脈は、前述の内頸動脈と後大脳動脈を交通する後交通動脈と連絡する。

このように脳の動脈は、前からきたものと後ろからきたものが交通して輪を形成し、ウイリス動脈輪と呼ばれている（**図12**）。脳の動脈のどこかが詰まっても、他から血液が供給可能な仕組みになっている。脳の動脈は、最終的には毛細血管となり、血液は静脈に入る。静脈は集まって大きな静脈洞に入り、頸の静脈を経て心臓に帰る。脳の表面から静脈洞に入る部分は脳表面か

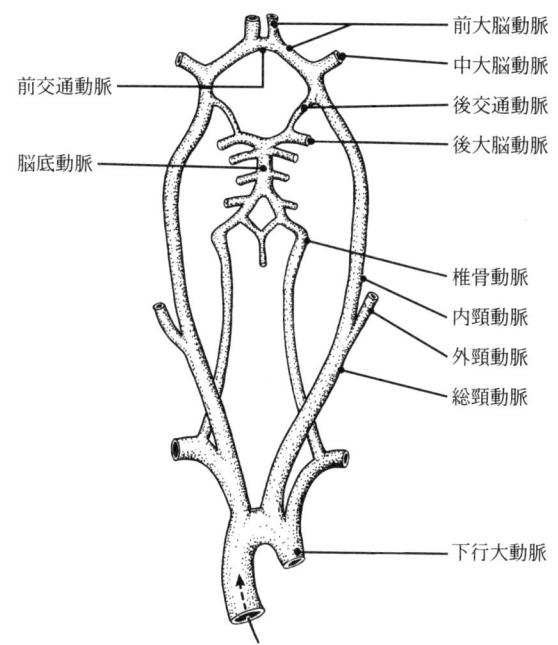

ら遊離しており、この部分を橋静脈と呼ぶ。橋静脈は外傷などで切れると頭蓋内に大出血をきたし、重大な結果を生じる。

Ⅷ　頭蓋底部

脳を取り出す場合、眼の上あたりで、頭蓋骨のみを水平に輪切りにする。そして、脳全体を取り出して、脳があった入れ物の底の部分をみてみよう。その部分は頭蓋底といわれる部分である（**図13**）。前方に前頭葉が入っていた大きな窪みが左右二つあり、これを前頭蓋窩と呼ぶ。その後方で左右にも大きな窪みがみられる（中頭蓋窩）。そして後方左右にも大きな窪み（後頭蓋窩）があるが、天幕と呼ばれる膜で覆われ、それを切り開かなければ、後頭蓋窩は見えない。この天幕は小脳と後頭葉を分けている。これらの窪みの底は、直接骨に接しているのではなく、強く癒着した硬

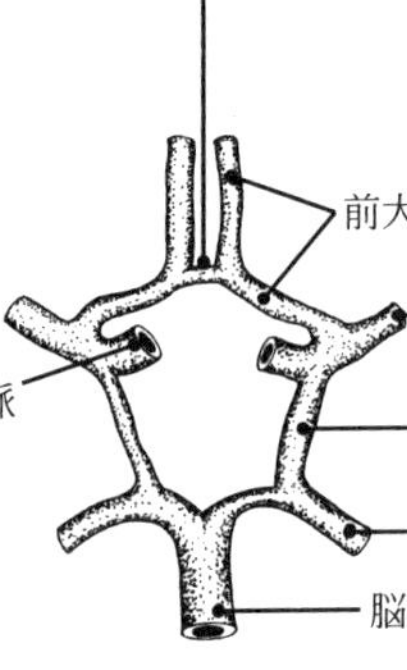

図12　ウイリス動脈輪

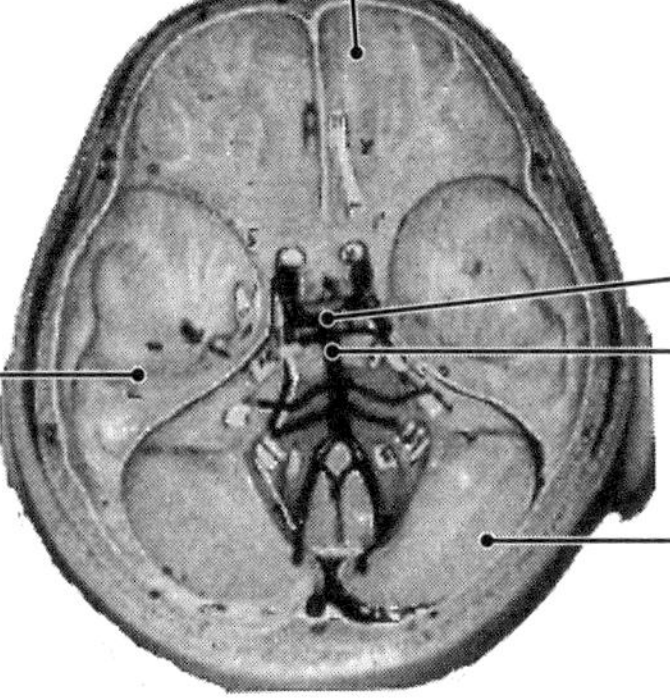

図13　頭蓋底部（模型）

膜に覆われている。外傷で頭蓋底の骨折が起っても、覆っている硬膜が破れなければ脳脊髄液が外部に出たり、空気が頭蓋内に侵入することはない。しかし、しばしば頭蓋底骨折の場合に硬膜の損傷が起きるので脳脊髄液が鼻や耳から流れ出る。

頭蓋底の真ん中あたりに、小さい窪み（下垂体窩）があり、中に脳下垂体が入っている。下垂体窩を形成している骨は脳下垂体腫瘍や頭蓋内圧亢進の場合に変化して、診断的に重要な所見となる。

以上が頭の外から中までの構造のあらましである。この他、視神経や三叉神経などの脳神経とその走行、末梢神経、自律神経の分布、興奮の伝達、脊髄反射、脳神経の微細構造など重要な問題が多いが、それらは各章で必要に応じて述べよう。

IX 脳の血流と脳の細胞

■血液脳関門

血液は心臓から全身の臓器に送られていることは周知の事実である。ところが、アニリン色素を血液に混ぜてやると、他の臓器は色素で染まるが、脳・脊髄（中枢神経）だけは染まらないことに、一八五五年、エールリヒが気づいた。さらに、ゴールドマン（一九一三）も染料であるトリパン青のコロイド状溶液を血管内や腹腔内に投与しても、他の臓器は青く染まるのに、脳・脊髄（中枢神経）はまったく染まらないことを確かめた。このことは中枢神経では血液が流れているにもかかわらず、他の臓器と違って色素は中枢神経の中に入って行かない事実を示している。どこが違うのか。血管から脳組織に物質が入らないようになっていると考えざるを得ない。そこに関門があると考えられ、それを血液脳関門と呼ぶ。しかし、血液脳関門は中枢神経のすべての部に存在するのではない。脳下垂体などの脳室周囲器官群といわれる部分では血液脳関門の存在は否定されている。

血液脳関門は、有害な物質などが神経組織に入らないような防御機構と解釈される。それでは、血液脳関門は解剖学的には、実際にどこにあるのかということになる。それは、毛細血管の内皮細胞である。

血液脳関門の役割は、物質を通すか、通さないかだけではなく、通す場合は速やかに通すか、時間をかけてゆっくり通すかがある。また、外傷などで脳が損傷を受けると、血流脳関門が破壊され、通常は通過しにくい抗生物質も通過するようになる。

■脳の細胞と刺激の伝達

脳を顕微鏡でみると、脳内の血管のほかに、神経細胞、グリア（神経膠）、神経繊維がみられる。グリアは神経細胞の支柱をなすとされている。神経繊維は神経細胞から出る突起が種々の被膜で覆われたものである。

神経細胞は、細胞体部と、これから出る樹状突起と軸索突起からなる（**図14**）。これらが揃って始めて細胞の機能が全うできるのであって、この構造をニューロンと呼ぶ。神経組織以外にはニューロンはない。成人脳には約一〇〇〇億個のニューロンがあるといわれている。樹状突起は、普通一本以上あり樹枝状に別れる。軸索突起は細胞体部から一本だけ出て途中で側枝を出して、末端は多数の枝に別れる　軸索のまわりを髄鞘が囲み、その外部をシュワン鞘が包んでいる。軸索突起は腰髄から足までのものは、長さ一メートル以上に達する。

イタリアのゴルジとスペインのカハールはニューロンの構造についての詳細な研究で、一九〇六年、ノーベル賞を受賞した。ゴルジは、神経細胞は突起によってつながっていると考えた。しかし、カハールは、それぞれの細胞は独立していて、つながってはいないと主張した。この論争は、一九三二年に発明された電子顕微鏡により決着がつけられた。カハールの説が正しかったのである。

刺激は電気的な信号として、ニューロンに伝えられる。樹状突起が、その刺激を受取り、さらに樹状突起はこの刺激を細胞体部から軸索突起に伝える。これらの信号が伝わる速さは一秒間に一〇〇メートルといわれている。軸索突起の末端は、「シナプス」と呼ばれ、前述のように他の細胞には繋がってはいない。この隙間は、「シナプス間隙」と呼ばれ、電子顕微鏡でしかみることはできない。その間隙は約五〇分の一（〇・〇二）マイクロメートルであるという。

電気信号がシナプスまで運ばれてくると、シナプスにある小胞から神経伝達物質がシナプス間隙に放出される。この神経伝達物質が信号受入側のニューロンに運ばれ、そこのレセプターに結合し、ふたたび電気信号の変るのである。すなわち、ニューロン間の信号は、電気的信号→化学的信号→電気的信号として伝わるわけである。

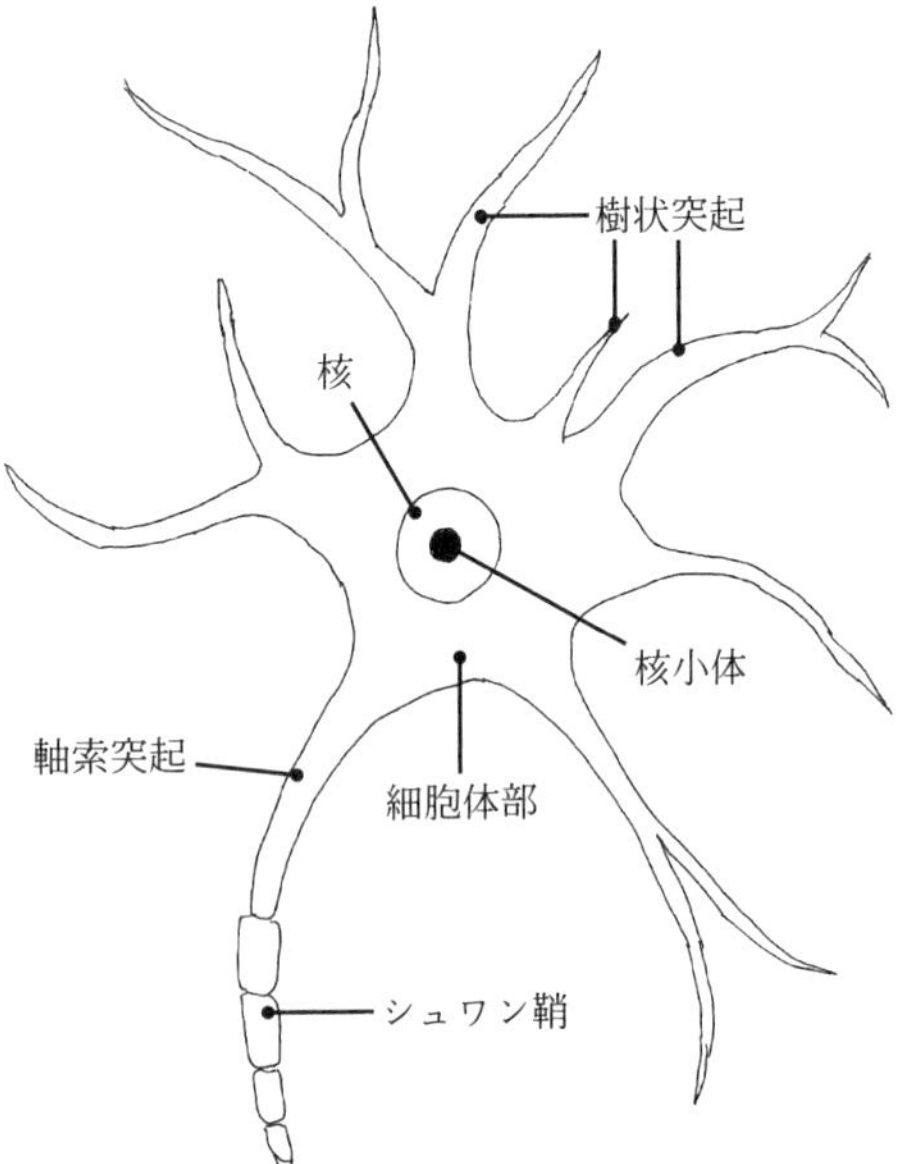

図14　ニューロン

神経伝達物質は、アセチルコリン、ドパミン、など数十種類が発見されており、脳の活動を保っている。

第二章

画像診断

今日の脳の病気の診断には、いろいろの機械を駆使して、病変部を映し出し、画像として目でみて診断する方法―画像診断が広く用いられている。脳の画像診断には、昔から行われてきた単純X線撮影から、コンピュータ断層診断（CT）、磁気共鳴断層撮影（MRI）、血管造影、核医学検査、超音波検査など、その種類は多い。画像診断は、形態学的診断法と機能的診断に大別することができる。形態学的診断法の中心をなすものは、放射線診断である。放射線診断は、ドイツの物理学者ウィルヘルム・C・レントゲン（一八四五〜一九二三）が、一八九五年に電磁波の一種、X線を発見したことに始まる。

I　単純X線撮影

X線発見当時から行われてきたX線撮影の基本は、X線管から発生する広いX線束を体に照射して、透過したX線を写真フィルムに当てて、平面像として得るものである。ヒトの肺を撮影すると、よく知られているように肺炎や結核の病変は見えるが、頭をX線で撮影（単純X線撮影）した場合、骨や頭蓋内の石灰化や空気は写るが、脳や血管は写らない。したがって、単純X線撮影で得られた写真は、頭蓋の奇形などの全体の形態異常、頭蓋骨骨折（**図1**）、骨の病変、頭蓋内の腫瘍よる骨の破壊、頭蓋内圧亢進による所見（頭蓋骨拡大、頭蓋骨縫合の離開、トルコ鞍の脱石灰化）、頭蓋内の石灰化像（**図2**）、空気の侵入像などを診断するのに用いられる。

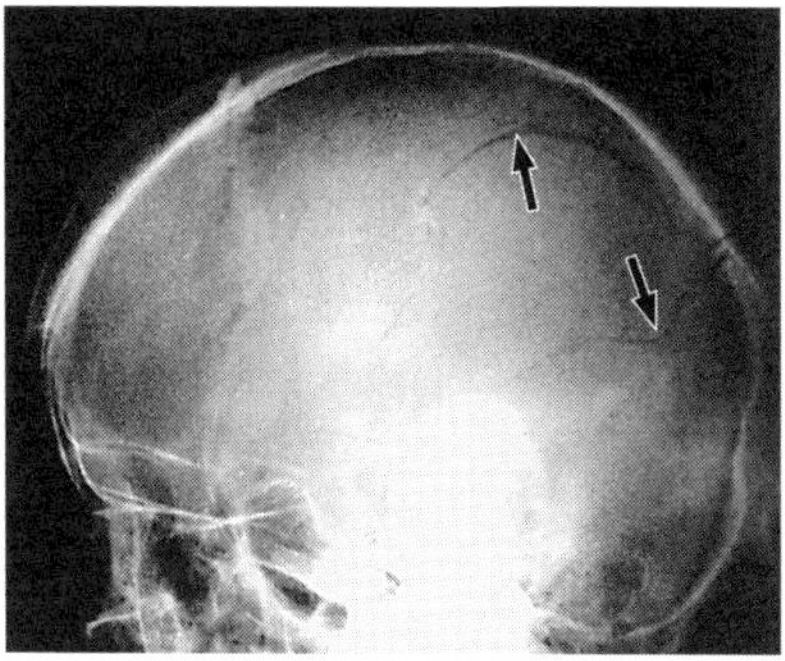

図1　頭部単純撮影側面像／頭蓋骨線状骨折，頭部外傷

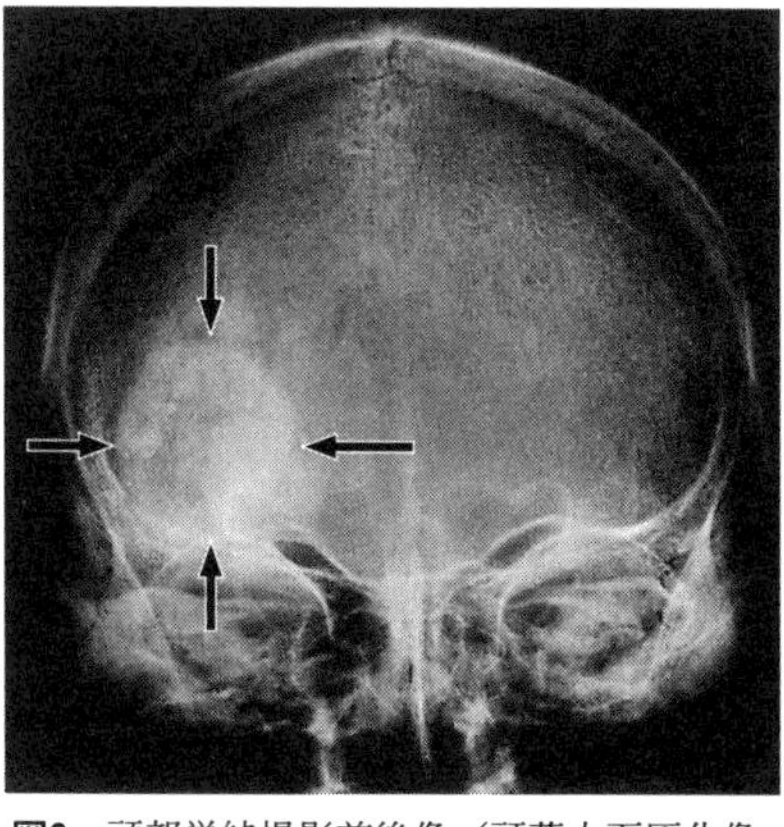

図2　頭部単純撮影前後像／頭蓋内石灰化像，脳肺吸虫症

Ⅱ　コンピュータ断層撮影装置の出現

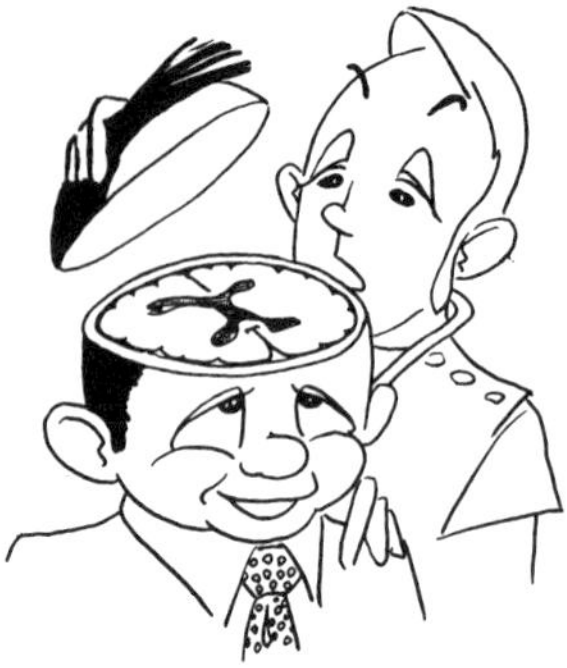

なんとかして脳そのものの状態をみることはできないものか、というのが脳外科医や神経内科医の長い間の夢であった。英国のレコード会社ＥＭＩ社のコンピュータ技師ホンスフィルドらの技術陣は、一九六七年ごろより、頭蓋内を描出するＥＭＩスキャナーの開発にとりかかった。彼らは写真フィルムの代りに、ヨウ化ナトリウム結晶を使ってＸ線の強さを測定する方法を考え、さらにγ線を使った画像再構成に一九六七年に成功した。画像の再構成のアイデアは、一九一七年に、オーストリアの数学者ラドンが、「ある物体に、すべての方向からＸ線を照射すれば、その得られたデータから元の像を再構成できる」ことを数学的に証明しており、ラドンの定理として知られていた。しかし、技術的にはまったく不可能なことであった。やがてＥＭＩ社で撮影機械がつくられ、一九七一年一〇月、テニスで有名な英国ウインブルトンのアトキンソン・モーレ病院で神経放射線科医のアンブローズにより脳腫瘍の画像を得ることができた。一九七二年には、ホンスフィルドとアンブローズが共同で学会に報告し、一九七三年には、ホンスフィルドが装置について、また、アンブローズが臨床応用について論文を発表している。この発表は真に衝撃的で、この装置は、それまで間接的にしかみることがで

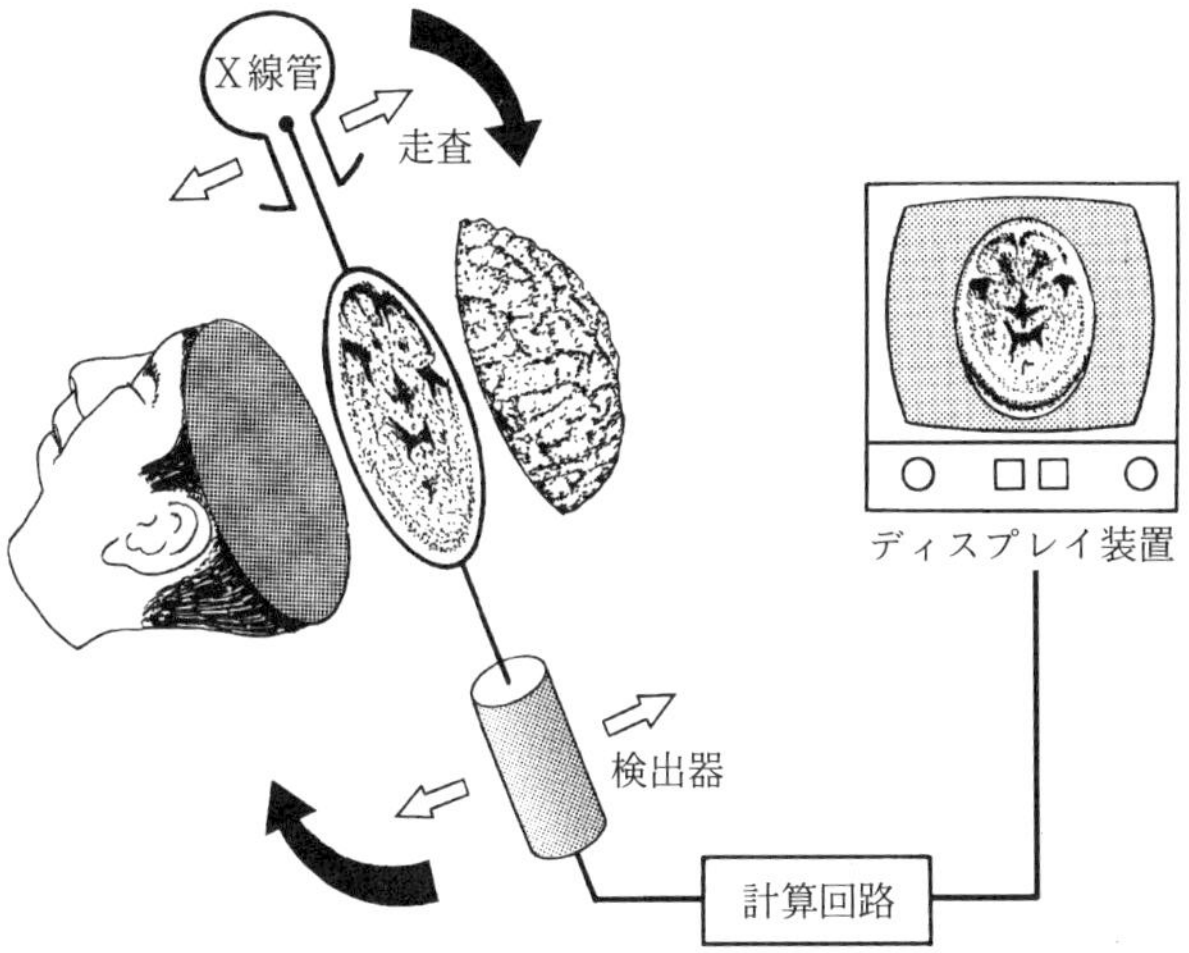

図3　CTの原理

きなかった脳の構造をはじめ、脳内の出血や腫瘍までも鮮明に描き出していた。その後、この機械はコンピュータ断層撮影装置（CTスキャナー、以下CTと省略）と呼ばれるようになった。

CTがそれまでのX線装置と根本的に異なる点は、①X線を細く絞って多方向から照射する。②フィルムではなく高感度の放射線検出器を使用し、情報を電気信号で得る。③これらのデータをコンピュータを用いて計算し、その結果をディスプレイ装置に画像として表示する（**図3**）ことである。CT完成の最大の要因は、高感度検出器の発明と、計算ができるコンピュータの発達といえる。

CT検査は、安全に、しかも患者になんの苦痛も与えないで（非侵襲性）、容易な操作で手軽に検査できる。CTを用いれば、脳実質、脳室、石灰化、脳内出血、脳腫瘍などを脳の断面でみることができる。

■CTの改良

最初のCTスキャナーはデータ収集に約五分を要した。その後、主としてデータ収集の時間を短縮する改良が行われてきた。初期のCTは第一世代と呼ばれる型のものである。この型のものは、線状スキャンを一八〇回繰り返して、一度ずつの異なった方向からのX線吸収値をコンピュータに入れていた。改良した第二世代のものは、ひとつの線状スキャンを数本の線状スキャンまたはファンビームにして、一回のスキャンで、数方向から一〇数方向からのX線吸収値が得られるようにしたもので、検査時間も二〇秒前後となった。第三世代のものは、線状スキャンでなく、大型のファンビームと数百個の検出器を組み合せたもので、検査時間は三秒から一〇秒になった。第四世代のものは、数百個の検出器を円周上に固定し、その内側から大型ファンビームのみを回転させるもので、検査時間が一秒から五秒となった。

■忘れ得ぬCTとの出会い

一九七四年晩秋、私は英国マンチェスターの王立病院にきていた。マンチェスターは雨の多い所である。その日も雨が降っていた。放射線科の教授に撮影室に案内していただいた。そこには、CTスキャナーが置かれて、女性患者が検査を受けていた。隣の部屋で女性の技師がCTを操作して

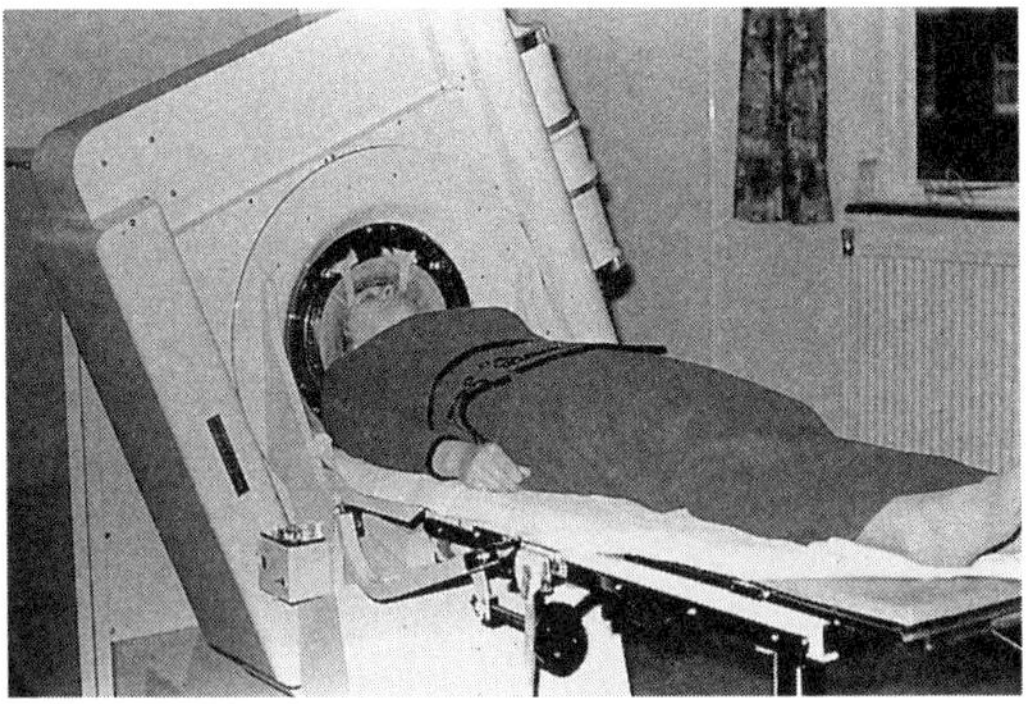

図4　1974年のCTスキャナー／当時世界中で3台しかなかった

いた。そこのディスプレイには、脳の断面が写し出されて、しかも脳腫瘍がはっきりと見えるではないか。私は、たまりかねて、私のカメラで撮影させてもらえないだろうかと頼むと、教授は私を患者の側につれていって撮影の許可をとってくれた。私は夢中でディスプレイと撮影装置に向かって、シャッターを切った（**図４**）。教授は、実際に私に撮影の操作をさせてくれた。私は、ＣＴ室を訪ねた最初の日本人とのこと。ということは、二十世紀最大の発明といわれるＣＴを、マンチェスターで最初に操作した日本人となる。私は、英国国費留学生として、脳卒中と頭部外傷の勉強に、ケンブリッジに滞在中であった。当時、ＣＴは、世界中で英国にのみ三台しかなかった。ＣＴとの出会いは、まったく予期しない偶然の機会であった。私のこの感激とショックは、幕末や明治の初め、ヨーロッパを訪ねて、彼らの学問や芸術に接した人のものと同じと思う。後日、私が撮影した写真は、わが国の新聞にＣＴが掲載された最初のものとなった。

Ⅲ　磁気共鳴断層撮影（ＭＲＩ）

二十世紀における最大の医療機器の発明のひとつといわれる、ＣＴに続いて出現したのが、磁気共鳴断層撮影装置（ＭＲＩ）である。

一九四五年、ハーバード大学のパーセルらが、また、スタンフォード大学のブロックらが、それぞれ別々にＮＭＲ現象を発見したのが、この装置発明の発端といえよう。ＮＭＲ現象とは、磁場に置かれた原子核が、ある特定の周波数の電波を与えると、そのエネルギーを吸収し、与えた電波を切ると吸収したエネルギーを電波として発信する現象である。磁場強度と与える電波の周波数を適当に選べば、特定の原子核が発する信号を受信できる。この信号がＮＭＲ信号である。このＮＭＲ現象を基礎として、それに信号を発した位置、強度分布が加わったものが、ＭＲＩ信号である。ＭＲＩ信号をフーリエ変換という数学的処理を経て、個々の信号を配置し、画像として描出したものがＭＲＩである。ＭＲＩの対象となる原子核は、人体内に大量に存在して、強い信号を出す原子核でなければならない。今のところ、このような原子核は水素に限られる。生体内では水素の原子は、水や脂肪などの分子を構成しており、同じ状態ではない。このような状態の相違によって、原子核が発信する信号に微妙な差ができる。また、病巣から発する信号も正常組織から発する信号と差がある。これらの差が頭蓋内の構造、病的所見として画像に表される。

ＭＲＩは、ＣＴと同じくまったく侵襲のない検査であるが、血管内に造影剤を注入して検査すると、さらに多くの情報を得ることができる。造影剤としては、ガドリニウム化合物（Gd－DTPA）が用いられる。

MRIで、血管内を選択的に高いコントラストで浮き出させて画像に表す方法をMR血管撮影（MRA）という。これには、造影剤を使用しない方法（**図5**）と造影剤を使用する方法（**図6**）がある。造影剤使用によって、より詳細な所見が得られる。

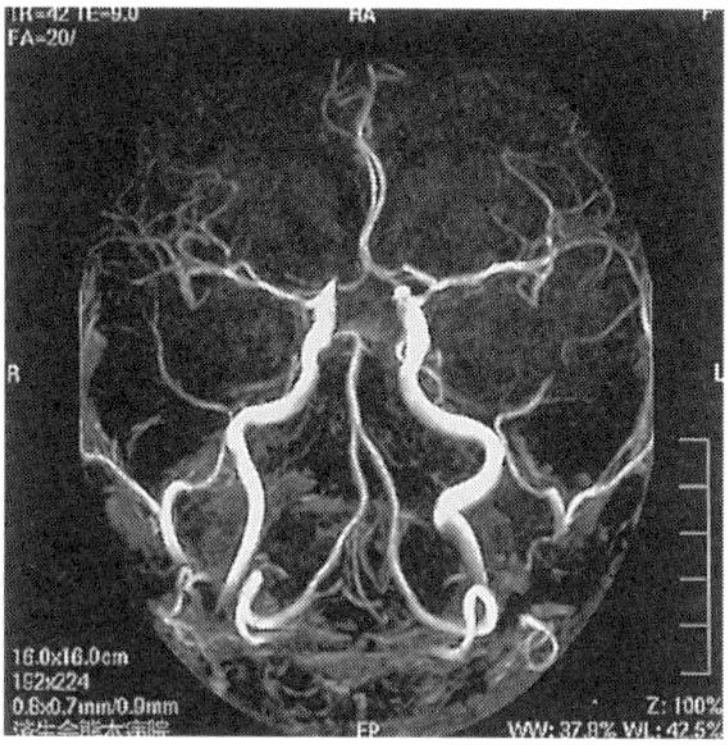

図5　MRA造影剤を使用していないもの（東芝メディカル提供）

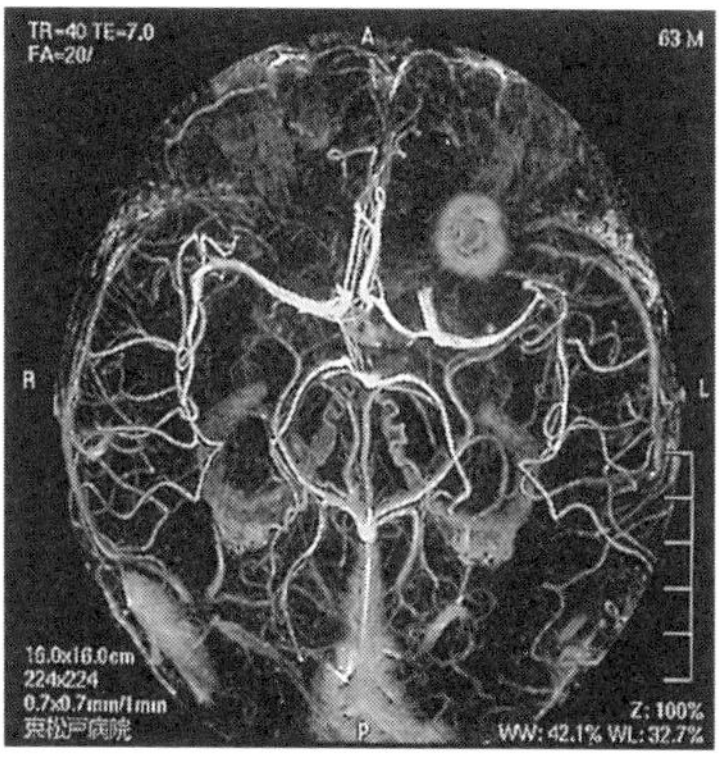

図6　MRA造影剤を使用したもの（東芝メディカル提供）

Ⅳ　ポジトロン断層法

脳機能診断法のひとつとしてポジトロン断層法（ポジトロン・エミッション・トモグラフィー、ＰＥＴ）がある。

放射線物質を人体に微量投与して、体外より、その物質の分布や代謝を知ることができる。これまでに、^{131}Ｉや^{99m}Tcが用いられてきたが、これらは半減期が長く、生体内物質の生理的動態を知るのに適さなかった。そこで登場してきたのが超短半減期のポジトロン放出核種を用いるポジトロン断層法である。

ポジトロン断層法（ＰＥＴ）は、陽電子（ポジトロン）を放出する放射線核種で標識した物質を体内に投与して、ＣＴ装置を用いて体外から、その局在分布を検査する方法である。原子核から放出された陽電子は電子と衝突し、一八〇度対向する方向に五一一エレクトロンボルトの高エネルギーの消滅放射線を出す。この消滅放射線の局在をＲＩ用ＣＴスキャナーで検出する。放射線の方向が一八〇度対向していることと、高エネルギーであるという特性から、空間分解能と定量性に優れた断層画像を得ることができる。

ポジトロン放出核種の多くは、炭素、窒素、酸素といった生体内構成成分であることが多く、これらの標識物質を用いることによって、生体内の生理的変化や生化学的変化を容易にとらえることができる。ポジトロン放出核種の特徴のひとつに半減期が短い（^{11}Ｃ＝二〇分、^{13}Ｎ＝一〇分、^{15}Ｏ＝二分、^{18}F＝一一〇分）ことがあげられ、これらのために、病院内にサイクロトロンの設置が必要となる。したがって、設備や人員、費用の点で、その設置医療機関は限られる。ＰＥＴは、脳血流量、脳血液量、脳酸素代謝量、脳ブドウ糖代謝量、アミノ酸代謝量、ドパミン、アセチルコリンなどの神経伝達物質や、その受容体の測定ができる。

Ⅴ　ＳＰＥＣＴ

ＳＰＥＣＴ（シングル・フォトン・コンピューテッド・トモグラフィー）は、脳循環診断法として、脳の血流量、血液量、および神経受容体の測定ができる。その原理は、生体内に投与されたトレーサが放出するγ線を三六〇度方向から測定し、これをコンピュータで処理し、断層像として描出するものである。脳血流検査で、用いられるトレーサとしては、^{133}Xe、^{123}I-IMP、^{99m}Tc-HMPAO、^{99m}Tc-ECDがある。これらのトレーサは、それぞれ特徴があり、適宜使い分けられている。

以上述べた他、脳血管撮影法、超音波診断法、神経生理学的診断法（脳波、脳磁図、脳波トポグラフィー、誘発電位、筋電図など）、頭蓋内圧測定法、その他の診断法が用いられているが省略する。

Ⅵ　ＣＴ、ＭＲＩにおける最近の進歩

■ヘリカルＣＴ

　ＣＴが出現して間もなく、すなわち一九七〇年代の後半から、ＣＴによる三次元画像の研究が行われた。ヘリカルＣＴは、その産物といえる。

　ヘリカルＣＴは、患者の横たわった台を体軸方向に動かして連続的にＣＴスキャンを行う（**図7**）。この生体を時間的、空間的に連続して計測したボリューム・データをコン

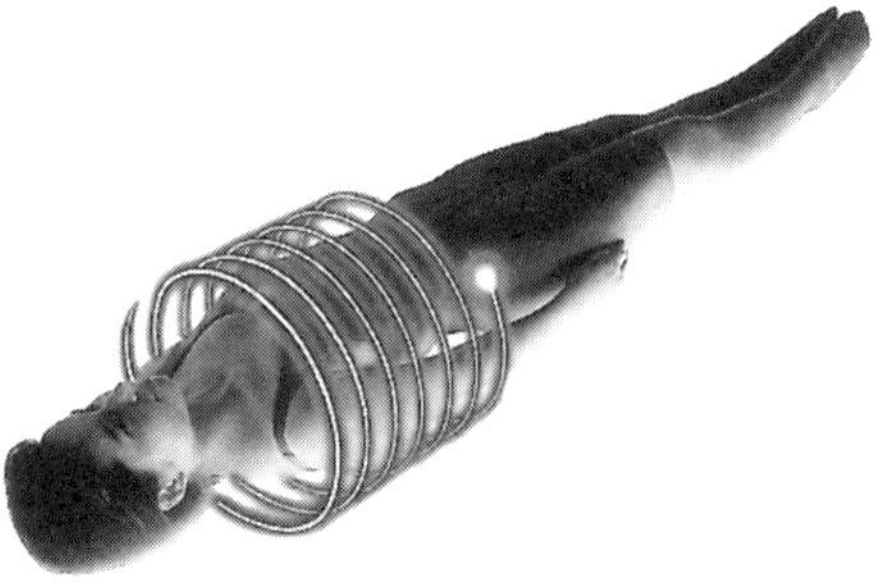

図7　ヘリカルCT／患者の横たわった台を体軸方向に動かして連続的にCTスキャンを行う（東芝メディカル提供）

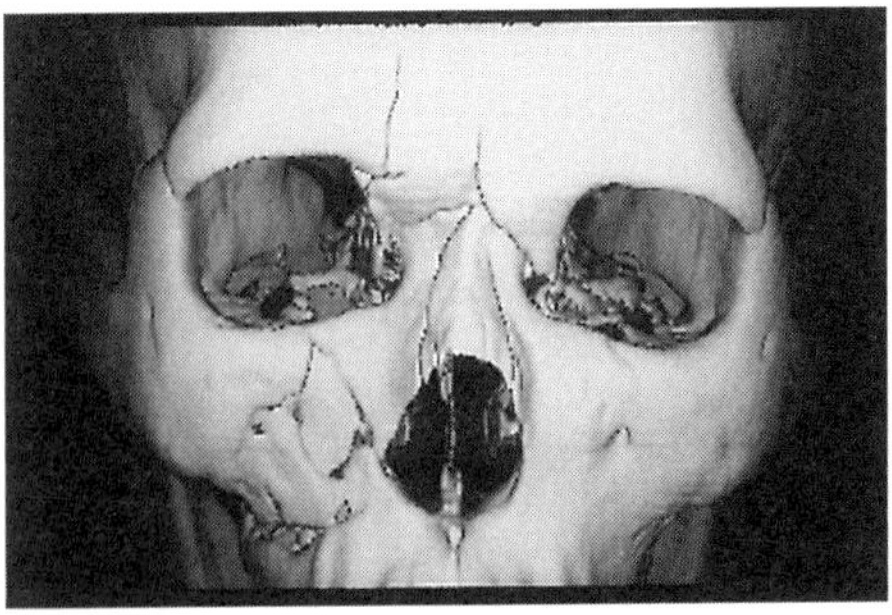

図8　ヘリカルCT像／顔面骨骨折（東芝メディカル提供）

ピュータグラフィクの技術を用いて可視化したものである。顔面骨や頭蓋骨がヘリカルＣＴで非常によく可視化され、骨折の診断に威力を発揮する（**図8**）。

血管内に造影剤を注入してヘリカルＣＴ検査を行えば、脳内の血管を非常に明確にみることができる（**図9**）。最近は、脳動脈瘤の術前検査として、脳血管撮影に、この方法が置き代りつつある。一九九九年からは、多列検出器を有するマルチス

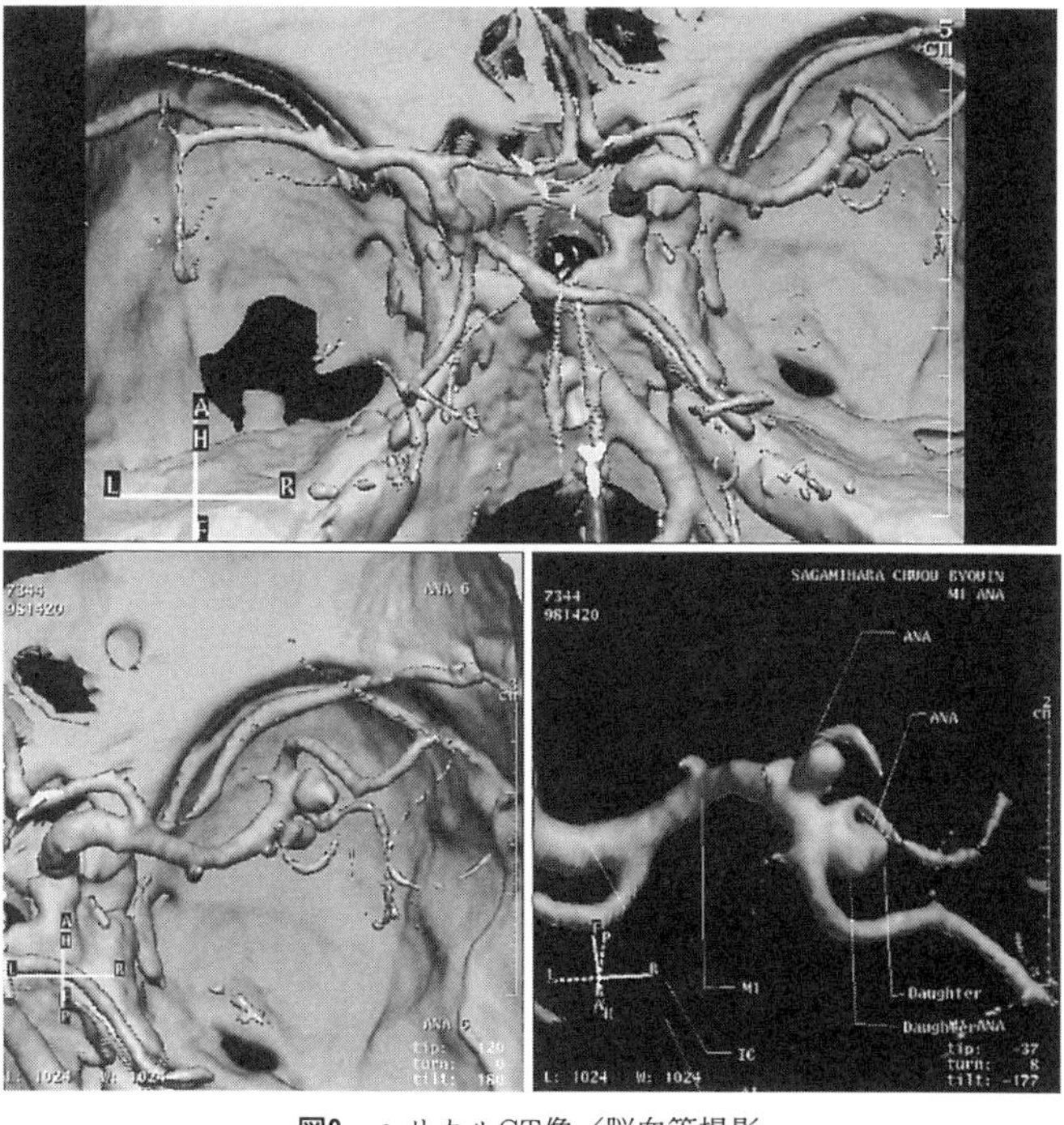

図9　ヘリカルCT像／脳血管撮影
（東芝メディカル提供）

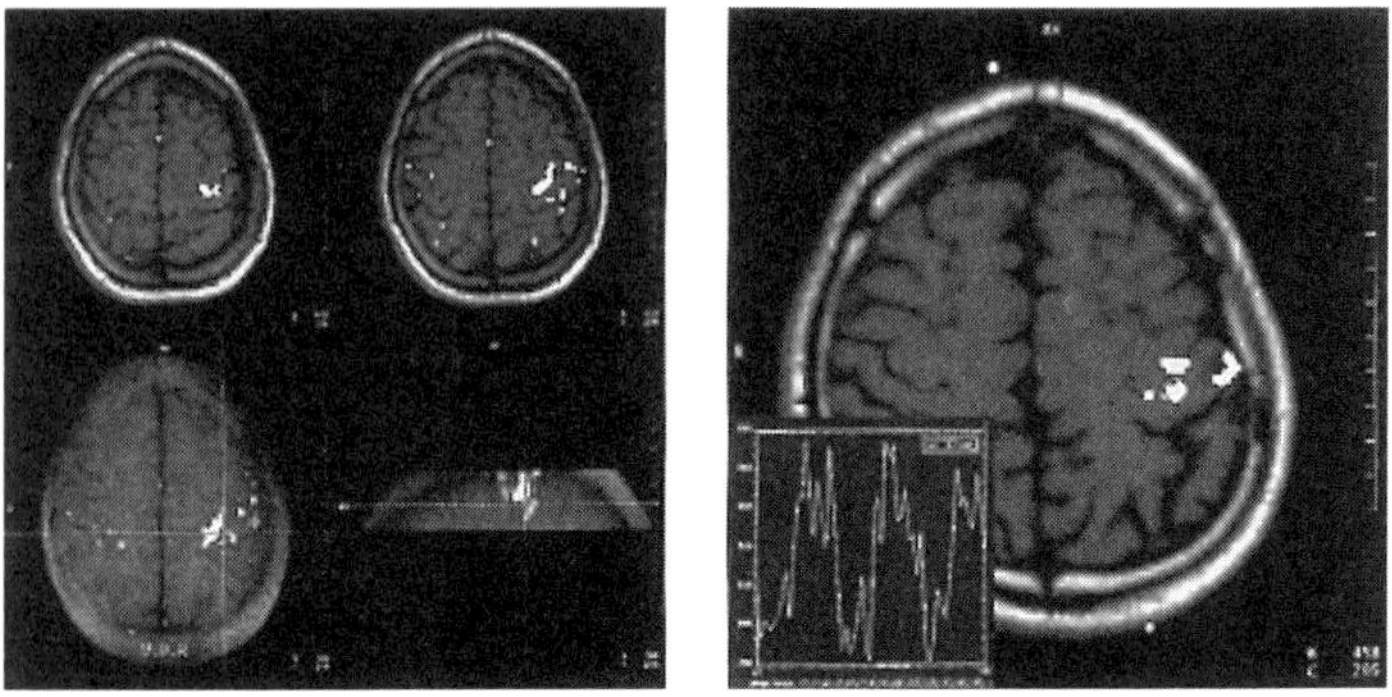

図10　脳機能画像／指を動かして，運動領に血流の増加が見られる
（シーメンス旭メディテック提供）

ライスCTが出現し、シングルスライスCTよりさらに薄いスライスが得られ、数倍高速なヘリカルスキャンが可能になった。

■MRI

脳機能画像（functional MRI）は、脳の局所の血液灌流を画像にしたものである。検査中に手指を動かして、その運動領における血流の増加を実際に画像としてみることができる（**図10**）。この応用のひとつとして、言語中枢が左右のどちらの脳にあるかの判定がある。

拡散強調画像（diffusion weighted image）は、水分子の拡散を画像に反映する方法で、拡散がひどいほど信号強度は低く、拡散が低下した部分が高信号になる。この方法により脳虚血病巣を発症後数分以内に明瞭な高信号域として描出することが可能である。灌流画像（perfusion MRI）では、早期の可逆性の病巣を知ることができる。脳機能画像の追加により、発症数時間以内に病

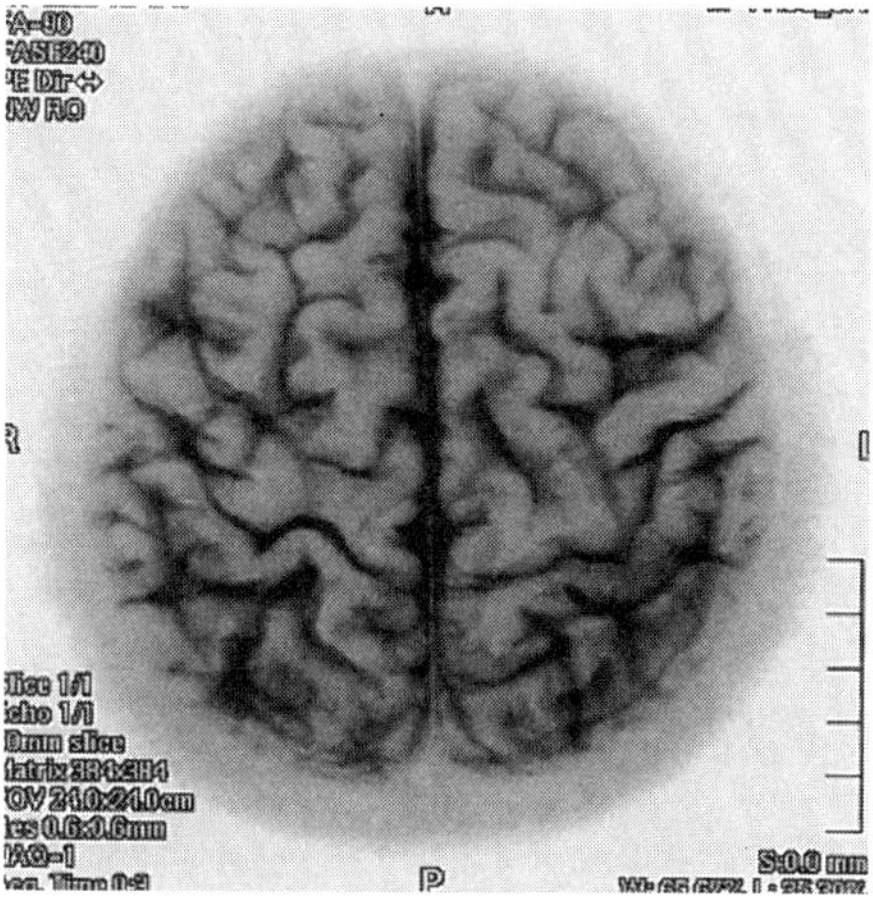

図11　脳表撮影像／脳の解剖図を見るようである（東芝メディカル提供）

態に則した治療法を選択して、それを開始することが可能になり、治療効果の客観的評価も可能となるものと期待される。

脳表撮像法（surface anatomy scanning ＝ SAS）は、脳表を厚く撮像して、脳回と脳溝のコントラストを強調した画像で、脳の解剖図のような像が得られる（**図11**）。この方法で脳表の病巣の広がりをみることができる。

第三章

意識について

I　意識と意識障害

「意識」という言葉は、日常広く用いられている。たとえば、「問題意識をもて」、とか、「私は彼を意識している」などである。また、「意識を失う」という現象も馴染み深い。ボクシングの試合中、殴られて選手が倒れて動かなくなる。これは殴られて意識を失った状態である。また、女性がショックを受けて卒倒する。これらはテレビでよくみるシーンである。人間ばかりでなく、鳥が硝子窓に衝突して、意識をなくして飛べなくなるのは珍しいことではない。このように意識をなくした状態というのは、誰でも理解できる。「意識障害」という言葉も、日常、新聞紙上にみられる。

「視力障害」という言葉を考えてみよう。説明するまでもなく、これは「視力」が障害されたという意味である。「視力」は誰でも理解できる。ところが、「意識障害」で、「意識」とは何か、と問われると答えに窮するのが普通である。哲学者、心理学者、生理学者、臨床に従事する医師はそれぞれの立場で意識という概念を考えている。同じ医師でも脳神経外科医と精神科医とでは、「意識」の意味するところが必ずしも同じではない。『哲学辞典』には、「あらゆる我々の経験を意味する」とあり、また、『哲学用語辞典』には「一般的には、精神活動のすべてをいう」と書かれており理解しにくい。

しかし、「意識がある状態」「意識がない状態」は誰でもわかる。意識がある状態とは、「自分自身と、周囲のことがわかっている状態」ということができる。

意識というものを、もう少し詳しくみてゆけば、覚醒と意識内容の二つの要素がある。意識内容とは個人のもつ精神活動の基本である。

この関係をたとえていうならば、われわれは、芝居の舞台をみているとする。舞台の照明が明るくなったり、暗くなったりするのは覚醒状態の変化と考える。俳優の演技そのものは、精神活動にたとえられる。意識と意識障害を論じる場合に、俳優の演技、すなわち意識内容を知るのは困難で、主として精神科で問題にされ、われわれ脳神経外科医は、舞台の明るさだけ、すなわち覚醒状態を問題にする。

ところが、大切なことであるが、意識状態というものは、「意識がある」「意識がない」のどちらか、すなわち、イエスか、ノーではないということである。意識が障害されている状態は、少し言葉に混乱があり、正常とはいえない状態の軽い意識障害から、死の直前のような深い意識障害まで、いろいろのレベルがある。ちょうど、舞台の照明の度合いが、明るいものから暗いものまであるのと同じである。意識障害が深ければ深いほど、その時点で重症といえる。

Ⅱ　意識の維持

意識を正常に保つには、脳幹網様体、視床下部、大脳半球の機能が正常でなければならない。意識を保つ生理学的機構として、上行性網様体賦活系が古くから知られ、生化学的には、中枢性アセチルコリン－モノアミン系が関与することが明らかになってきた。

中脳から視床・視床下部に広がる網様の神経細胞集団は、上・下行する繊維束に囲まれている。この中に大脳皮質を賦活する部分があるとされ、上行性網様体賦活系と呼ばれる。中脳のある核から放出されるアセチルコリン系、ノルアドレナリン系は脳波覚醒に関与するとされている。また、ドパミン系は覚醒時の行動を賦活するといわれている。

意識正常とは、厳密には覚醒しており、意識内容が正常の状態であるが、意識内容については判断が困難で、意識正常とは、通常、覚醒している状態を指す。

覚醒している状態とは、外界に対して十分な注意が向けられ、周囲の出来事に対して正しく認識ができて、外部からの刺激に対して敏感に反応できることといえる。要するに自分自身の置かれている状態がわかっており、外界からの刺激、とくに危険な状態を敏感に避けられることである。

Ⅲ　意識障害を起す病気

意識障害が起る原因としては、①外傷や圧迫などで直接脳が障害されたもの、②全身的なもの、③精神科的なものに大別できる。

①としては、脳震盪、脳挫傷、頭蓋内血腫などの頭部外傷、脳出血、クモ膜下出血、脳血栓などの脳血管障害、脳腫瘍、脳膿瘍、水頭症などの脳圧迫性疾患、脳炎、髄膜炎などの中枢神経感染症、てんかんなどがある。②としては、低血糖、肝性脳症、薬物中毒など、③ではヒステリーなどがある。これらの病気を区別することは、治療法が異なるので非常に重要である。とくに①の場合は、脳神経外科的治療が中心となる。

Ⅳ　意識障害レベルの評価

意識障害がある患者が、深い意識障害からだんだん軽い意識障害になってくるならば、それは回復しつつある証拠である。逆に、軽い意識障害が、時間とともに深くなってゆくならば、それは病状が悪化している証拠で、対策を急がなければならない。

したがって、意識障害をきたす病気や脳の手術後に、その障害の程度を知るために、意識障害の深さの尺度が必要になってくる。

表1　ジャパン・コーマ・スケール（JCS）

3-3-9度方式（ジャパン・コーマ・スケール）

I　刺激しないでも覚醒している状態（1桁で表現）
（delirium, confusion, senselessness）
1　大体意識清明だが，いまひとつはっきりしない．
2　見当識障害がある．
3　自分の名前，生年月日が言えない．

II　刺激すると覚醒する状態－刺激をやめると眠り込む（2桁で表現）
（stupor, lethargy, hypersomnia, somnolence, drowsiness）
10　普通のよびかけで容易に開眼する．
合目的な運動（たとえば右手を握れ，離せ）をするし言葉も出るがまちがいが多い*．
20　大きな声または体をゆさぶることにより開眼する．
簡単な命令に応ずる．たとえば離握手*．
30　痛み刺激を加えつつよびかけを繰り返すと辛うじて開眼する．

III　刺激しても覚醒しない状態（3桁で表現）
（deep, coma, semicoma）
100　痛み刺激に対し，払いのけるような動作をする．
200　痛み刺激で少し手足を動かしたり，顔をしかめる．
300　痛み刺激に反応しない．

注　R : restlessness, I : incontinence, A : akinetic mutism, apallic state
例 : 100-I, 20-RI

＊ : 開眼が不可能な場合

（太田富雄 : 綜合臨，34(3) : 481，1985）

意識障害レベルの評価法として、世界各地で種々のものがつくられ用いられてきた。その評価法の理想としては、①評価が簡単であること、②判定者によって評価に差がないことに加えて、③広く使用されることがあげられる。

ここでは、わが国で開発された、ジャパン・コーマ・スケールとグラスゴー大学で作成されたグラスゴー・コーマ・スケールについて述べよう。

■ジャパン・コーマ・スケール

日本の脳神経外科医が開発したものである。その基本は、意識障害を①覚醒している状態、②覚醒し得る意識障害、③覚醒しえない意識障害の三群に大別して、それぞれを、さらに三段階に区分し、計九段階に分けて意識障害レベルを記載する三群三段階方式である。初めは、三－三－九度方式と呼ばれていたが、後で、ジャパン・コーマ・スケール（ＪＣＳ）と呼ばれるようになった（**表1**）。

ＪＣＳはわかりやすく、医師だけでなく、救急隊員、看護婦なども共通に使用できる。ＪＣＳは意識障害の緊急度をとらえるスケールである。一桁は青信号、二桁は黄、三桁は赤と考えてよい。

ＪＣＳは日本では、全国で用いられている基本的なもので、日本の救急隊員はＪＣＳを用いている。なお、小児、とくに言葉が理解できない新生児や乳児には、ＪＣＳを乳児用に改変したものがある。

表2　グラスゴー・コーマ・スケール（GCS）

グラスゴー・コーマ・スケール	
開眼（eye open）	
自発的に開眼する	4
よびかけに開眼する	3
疼痛により開眼する	2
まったく開眼しない	1
最良言語反応（best verbal response）	
見当識あり	5
混乱した会話	4
混乱した言葉	3
理解不明の音声	2
まったくない	1
最良運動反応（best motor response）	
命令に従う	6
疼痛部へ	5
逃避する	4
異常屈曲	3
伸展する	2
まったくない	1

（西村謙一：ICUとCCU，5:246，1981）

■グラスゴー・コーマ・スケール

英国のグラスゴー大学で考案され、一九七四年に発表された（ＧＣＳ）。これは、患者に呼びかけ、疼痛刺激に対する反応をみて、意識障害レベルを判定する方法である（**表2**）。同一患者を違った医師、看護婦がGCSを用いて意識障害レベルを判定した場合の結果について統計的に検討されており、その不一致は少ないことが確認されている。

GCSは、患者は眼を開けることができるか、最良言語反応はどうか、最良運動反応はどうか、の三系列をチェックし、各系列に定められた点数を与え、最終的に三桁三系列のそれぞれの点数を合計する（**表2**）。GCSでは意識がもっとも良いものが一五点、もっとも悪いものが三点となる。

英国には、多くのスケールがあったが、このGCSが強力に勢力を延ばし、さらにヨーロッパ諸国や米国に採用されて国際的なものになった。現在、欧米の一流専門雑誌では、意識障害を記す場合、GCSがでなければ、問題にされないようにまでなった。この事実は、学問の世界における激しい競争の一例といえよう。

V　特殊な意識障害

治療法の進歩により一命は取り留めたが、長期にわたり外界を認識できず、食事や排泄などの他人の手を借りなければ生命を保ってゆくことができない患者が増加してきた。このような患者は一般的に遷延性植物状態と呼ばれている。失外套症候群、無動性無言、覚醒昏睡などとも呼ばれる。

脳死は全脳機能の不可逆的停止であり、回復はまったく望めない。回復に向かう例もある遷延性植物状態とはまったく異なる。

第四章

静かな殺人者――高血圧

I　人間五十年

この長寿の時代に、なんと時代遅れのことをいうと思われるかも知れない。しかし、まあ話をお聞きいただきたい。「人間五十年」という言葉は、よく知られているように、織田信長が桶狭間の戦いに出陣するとき、舞った踊りの句として有名である。その時代は、五〇年程度が多くの日本人の成人の生存期間であったと考えて、あまり間違いはないと思う。それは、高血圧に関係があるのではなかろうか。高血圧は、脳卒中の元凶だということは、疑いない事実である。今日の知見では、高血圧が起り始めるのは、平均年齢

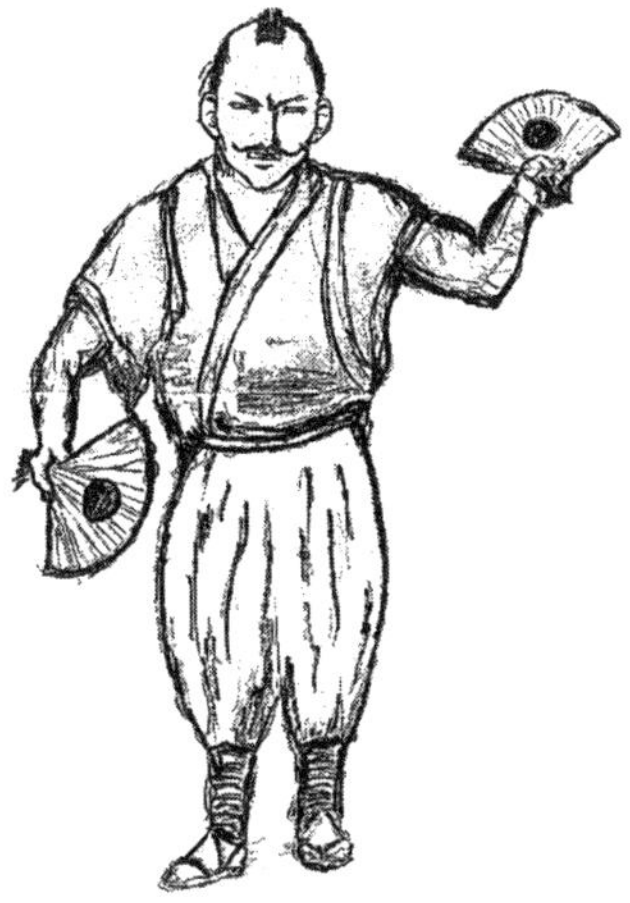

が三〇～三五歳ごろからである。そして高血圧の治療をまったくしなければ、平均の生存期間は、約二〇年といわれている。中高年の人で問題になる高血圧（本態性高血圧）は、遺伝と深い関係がある。両親とも高血圧の人では、約五〇パーセント、片親が高血圧の場合は、約二五パーセントが高血圧になるといわれている。また、日常のストレスは高血圧を発症させる要因になる。高血圧になりやすい体質の遺伝は、昔も今もそんなに変らないと思う。また、動物が集団で生活するとき、ストレスは必ずある。昔は現代より、ストレスが少なかったとは思えない。このように考えると、「人間五十年」は、まさに、高血圧が一因とはいえないだろうか。もちろん、これは私の独断であって、皆に認められているものではない。

体の隅々まで血液を送るためには、心臓は収縮して血液を送り出さなければならない。その押し出す力が血圧である。見方を変えれば、血圧とは血液が血管壁に及ぼす圧力である。心臓が収縮したときの血圧値を、収縮期血圧（最高血圧）、心臓が拡張したときの血圧値を拡張期血圧（最低血圧）と呼んでいる。

血圧を測るには、どうすればよいか。血管に直接、管かセンサーを入れて圧を測ればよいと誰でも考える。実際に、そうして血圧を測るのが直接法といわれる方法である。一七〇七年に、初めて直接法で動物の血圧を測定したのは、英国の生理学者ステファン・ヘイルズといわれている。しかし、この直接法は、ある程度苦痛を伴い、繰り返し測定することが簡単ではない。言葉を変えれば侵襲性がある検査である。

今日、世界中で広く行われている血圧測定の方法は、布で覆われた薄いゴム袋（マンセット）を腕に巻いて、空気をゴム球で送り、血管を圧迫して水銀柱の高さで測定する間接法である（非侵襲性検査）。この方法は、今から約一〇〇年前の一八九六年、イタリアのリヴァ・ロッチが開発したものである。ただ、リヴァ・ロッチの方法は、指で脈を触れて血圧を測定する方法（触診法）であったが、聴診器で血流音を聞いて血圧を測る方法は、ロシアの外科医ニコライ・ゲイビッチ・コロトコフが開発した（一九〇五年）。

このように、歴史を振り返ってみると、血圧の知識が得られるようになったのは、わずか約一〇〇年前であったことがわかる。その前までは、高血圧は医学の対象ではなかったわけである。

一八歳以上のヒトの血圧の正常値は、一九九九年の米国のWHO－ISH（注）によれば、正常か異常かに分類するのではなく、至適血圧＝最高血圧一二〇未満で最低血圧八〇未満（単位は水銀柱ミリメートル、以下同じ）、正常血圧＝最高血圧一三〇未満で最低血圧八五未満、正常高値血圧＝最高血圧一三〇～一三九、かつ最低血圧八五～八九と分類されている。そして、正常血圧の範囲内でも、血圧レベルがもっとも低い人たちでは心臓血管疾患の発症率がもっとも低いと報告されている。高血圧は、最高血圧一四〇以上、かつ／または最低血圧九〇以上となる。最高血圧と最低血圧が別々の分類に入る場合は、より高い分類の方を採用するようになっている。

日常生活では血圧は一定でなく、常に変動するものである。したがって、一回の血圧測定では、高血圧か、どうかは判定できない。よく高血圧になれば、肩が凝るとか、頭痛がする、といわれる。

しかし、これには、はっきりした証明があるわけではない。むしろ、中等度の高血圧は、なんらの症状もないと思ったほうがよい。もちろん、急激に血圧が異常上昇した場合は、頭痛やめまいを起すことがあるが、普通、いわゆる高血圧症では、血圧を測定してみなければ、その程度はわからない。実に、高血圧はいつとはなく、何の足音もなく静かに近づいてくる。

Ⅱ　高血圧の自然経過

まったく治療を行わない場合の病気の経過を「自然経過」という。病気に対する薬や手術の効果は、「自然経過」と比較して、はじめて判断できる。ある治療法が、「自然経過」より、よい経過であれば、その治療法は効果があるといえる。「自然経過」と比較することなしに、治療法の優劣は決められない。治療法がまだ知られていなかった時代の日記や描写には、病気や、その自然経過を知る上で、非常に価値があるものが存在する。たとえば、「この世をば我が世とぞ思ふもち月の欠けたることもなしと思へば」と栄華に酔った藤原道長が書いた『御堂関白記』や、その時代に書かれた『栄花物語』などから、道長は糖尿病であったことがわかる。よく知られているように、糖尿病になると、のどが渇き、水をしきりに飲むようになる。また、網膜症を起し、眼が見えなくなる。皮膚に「おでき」ができると、化膿してひどい状態になる。上記の文書には、これらの症状で悩む道長の姿がありありと記されている。道長の病状は糖尿病の「自然経過」そのものである。前項で、高血圧は平均三〇歳～三五歳で始まり、約二〇年生存すると述べた。これが一言でいえる高血圧の「自然経過」である。もう少し、詳しく「自然経過」をみてみよう。高血圧が続くと、脳卒中、心臓疾患、腎臓疾患、大動脈瘤、末梢動脈疾患などが起ってくる。これらの障害の中で、心臓血管系の障害がもっとも重大である。

高血圧は、脳の病気からみると、脳卒中、すなわち、脳出血、脳梗塞、脳動脈瘤破裂（クモ膜下出血）のもっとも大きな危険因子である。心臓疾患では、高血圧に、しばしば心肥大が合併し、冠動脈硬化も促進されやすい。したがって、心筋梗塞が起る危険がある。腎臓では、腎不全を招来する。胸の突然の強烈な痛みで始まる解離性大動脈瘤の、五二～七八パーセントに高血圧がみられるという。高血圧で動脈硬化が進めば、動脈の閉塞が起り、四肢切断や生命の危機にさらされる。このように、高血圧が続けば全身に悪い影響を与え、それらの障害が死に至る経過をたどる。その期間が平均二〇年というわけである。

血圧は常に変化する。二四時間の血圧を連続測定するのが一番よいが、この方法を多くの人に実施するのは困難である。それで、すすめられる方法は、家庭で血圧を測定することである。高齢者がいる家庭では、血圧計を購入するのが望ましい。ただ、ここで気をつけることは、器具の選択と正しい測り方である。病院で用いられている水銀血圧計は、正確であるが、家庭用には向かない。家庭用には、腕にカフを巻いて測る電子血圧計が便利である。指先で測定する機種は不正確である。血圧計と、その測り方については、かかりつけの病院の看護婦さんや、保健婦さんに相談すると教えてくれると思う。

家庭や職場で血圧を測っても高くないのに、病院で測ると高い値が出る人がよくある。このように病院で血圧が上がるのを、「白衣現象」といい、病院でだけ血圧が高く、他はまったく正常の場合を、「白衣高血圧」と呼ぶ。「白衣高血圧」とはどんなものか、日常の種々のストレスに対して、強い昇圧反応を示すなどの種々の説や、研究があるが、いまだ、本態はよくわかっていないのが現状である。しかし、「白衣高血圧」は、はっきり病的というわけではないので、神経質になる必要はないと思う。

㈩ WHO-ISH : World Health Organization International Society of Hypertension Guidlines for Management of Hypertension

第五章

脳卒中のあらまし

I　脳卒中とは

脳卒中は、中高年の人が突然倒れ、ひどい場合には、そのまま死亡してしまうこともある恐ろしい病気である。また、幸いにして回復しても、言葉が出にくくなったり、手足が不自由になったりする人もある。地方によっては、脳卒中が起ったことを、「あたった」という所もある。わが国では、脳卒中は平安時代から記録にあり、江戸時代には、普通の病気で、「中風」と呼ばれたり、「ヨイヨイ」といわれたりしていた。

「もどかしや雁は自由に友を呼ぶ」。小林一茶の句である。自由にならない自分の体の状態を嘆いた句である。脳卒中は、脳の病気であることは幕末にはわかっていたが、脳の血管が破れたり、詰まったりする病気であることは知られていなかった。脳の血管が破れる病気の中で、なんといっても一番多いのは、脳出血（高血圧性脳出血とも呼ばれる）とクモ膜下出血である。この二つの病気は、どちらも出血だが、起る原因が違う。脳出血は、高血圧が続いて小さい脳の血管が脆くなって、急に破れて脳の中に出血する。クモ膜下出血の主な原因は、脳動脈の一部分が膨れたところ（脳動脈瘤）が破れて出血する。これは、ちょうど、古いゴム管に水を入れて圧を加えてやると、脆くなったゴム管の一部が膨れてきて、そこが破れるようなものである。

脳を養っている脳動脈が詰まって、血液が脳に行かなくなると、脳の障害が起るだろうということは、容易に想像される。その結果が脳梗塞と呼ばれる病気である。脳の動脈が詰まる原因としては、心臓病によるものと動脈硬化によるものがある。

心臓が悪いと心臓内に血液成分が固まったもの（血栓）ができやすくなり、それが剥がれて血管内を飛ばされ脳血管を詰まらせる。また、脳の大きな動脈や小さい動脈そのものが狭くなったり、詰まったりする。このように、脳卒中といっても、いろいろなものがあることがわかる。

脳卒中は、かつては我が国民の死因の一位を占めていた。その後、癌などの悪性腫瘍、心臓病に次いで三位の状態が続いたが、最近ではまた増加して二位になった。それでは、この恐ろしい脳卒中に対しては、打つ手はなくお手上げなのか。そんなことはけっしてない。ものすごく進歩した近代医学は、脳卒中に対しても目をみはる成果を上げつつある。それは、不幸にして脳卒中になってしまった人への治療、ならびに脳卒中にならないようにする予防への対策である。

Ⅱ　脳卒中が起ったら

ある人が同僚と激論していて、突然意識不明になって倒れたとする。あるいは、高年者の人が、昨夜までは何ともなかったのに、朝起きたら右手が動きにくく、「ろれつ」がまわらないことに気づいたとする。このような場合どうするか。まず、一刻も早く病院に連れてゆくというのが、誰でも考えることである。現在では、このことに反対する人は、まず、いない。ところが、このように病院につれて行くことが常識になったのは、そう古いことではない。今から三〇年前までは、そうではなかった。「脳卒中で倒れた人は、絶対に動かしてはならない」どうしたわけか、こう固く信じられていた。一般の人たちばかりでなく、医者でもそれを信じる者が多かった。私は若いころ、宴会中、脳卒中で人が倒れたということで、ある料理屋に往診したことがある。駆けつけてみると、階段の踊り場で、二、三人の人びとが暴れている中年の男性を押さえつけていた。その男性が窮屈な姿勢で苦しそうにしていた姿は、今でも忘れられない。現在ではまったく考えられないことである。

脳卒中になった人は、軽い場合は自家用車でも運べるが、意識がなかったり、吐いたりしていたら、救急車を依頼するのがよい。救急車の中では、よく訓練された救急救命士や救急隊員が、病院に着くまでの危険を除去するよう的確に処置してくれる。

病院に着いたらどうするか。医師と看護婦のチームが患者の治療を引き受ける。そのとき、患者がどの程度重症なのかを判断し、さし迫っている危険を瞬時に判断し、それらの危険を除去するように行動する。これは、外傷や他の病気でも同じである。外来救急室は、まるで静かな戦場である。そして、全身を診察して脳卒中のようであれば、脳出血か、クモ膜下出血か、脳血管が詰まった脳梗塞か、あるいはその他の病気かを推定する。

病気の起り方、現在の状態から、これら三つのうち、どの病気かのおおよその診断はつく。しかしすべての例が典型的な病状を示しているわけではなく、どんなに経験を積んでも、きわめて判断が困難な例もある。脳卒中であれば、少なくとも、脳出血か、クモ膜下出血か、あるいは脳梗塞かを明らかにしなければならない。その理由は、治療方法がおのおの違うからである。昔は、これらの病気の状態をはっきりさせる手段はなく、治療方法も進歩していなかった。これらの区別を確実にする機械が前述のＣＴスキャナーである。

Ⅲ　脳卒中急性期のＣＴ像

前に、英国で発明されたコンピュータ断層撮影装置（ＣＴスキャナー）は、二十世紀の最大の発明であると述べた。日常診療に用いられる多くのＣＴは頭を輪切りにして、その断面像を示すものである。**図1**の左（№１）と右（№２）を見比べていただきたい。この二枚は、ＣＴでみる断面像である。Ｌは左側を示す記号である。したがって、Ｌに近い脳の半分が左脳である。図の真ん中に

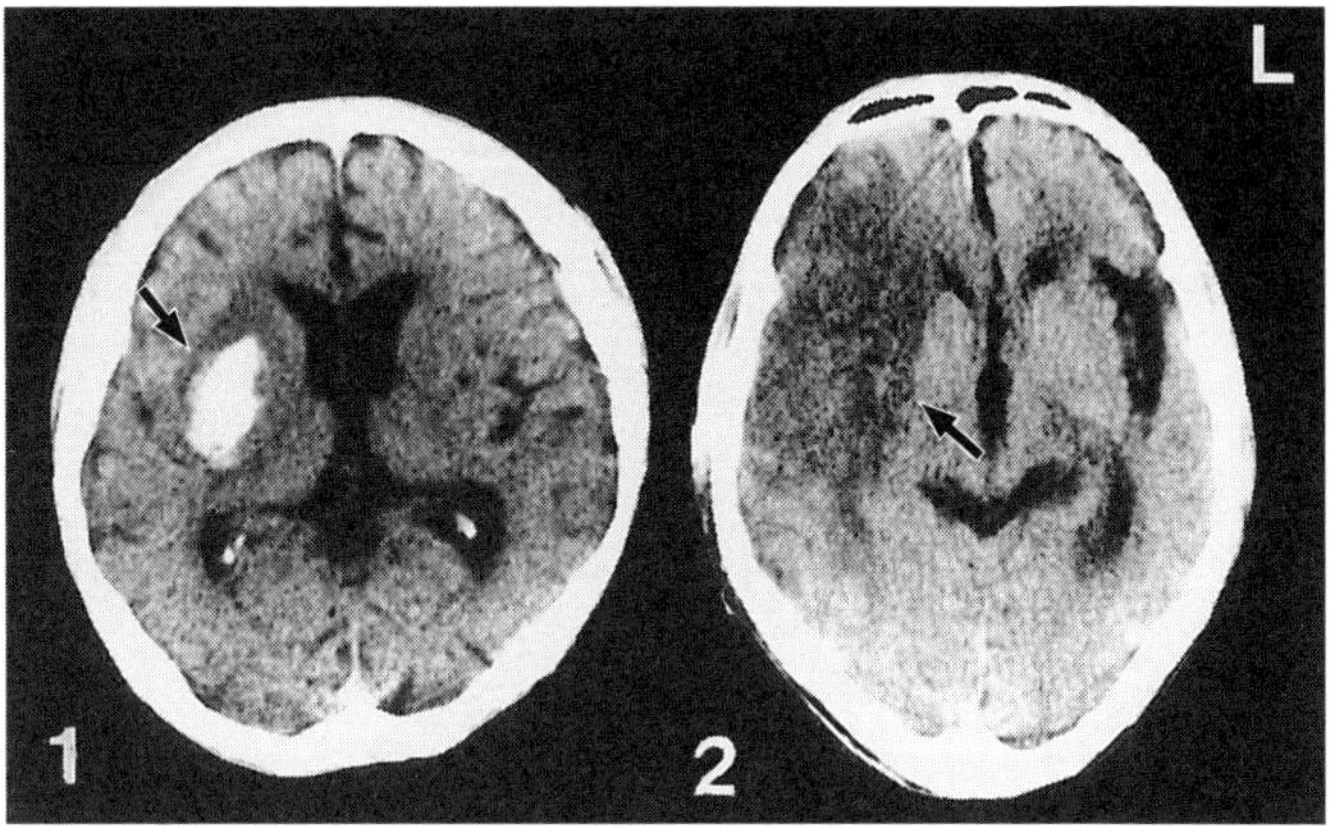

図1　脳卒中のCT／1：高血圧性脳出血／白い部分（矢印），2：脳梗塞／黒い部分（矢印）

ある対称的な黒い所は、脳室と呼ばれる部分である。この脳室の大きさが、年齢や病気によって違ってくるが、今ここでは、そのことは問題にしない。No.1では、右脳の矢印で示す所が白く写っている（これは専門用語で高吸収域という）。No.2では、同じく右脳の矢印が示す部分は、広い範囲が黒っぽい（低吸収域という）。この違いは誰でもわかる。このNo.1の白っぽい部分が出血を示している。No.2の黒っぽい範囲は、血液を供給する血管が詰まって、脳の循環不全により梗塞になった脳の部分を示している。このように典型的な場合は、誰がみても明らかに、脳出血と脳梗塞は区別できる。

脳卒中で倒れた場合、脳出血であれば、出血を示す白い部分（高吸収域）は、発作直後でも明らかにみることができる。ところが、血管が閉塞して、脳梗塞が起った場合は、早期でも、ある程度推定はできるが、通常、数時間以後に初めて黒い部分（低吸

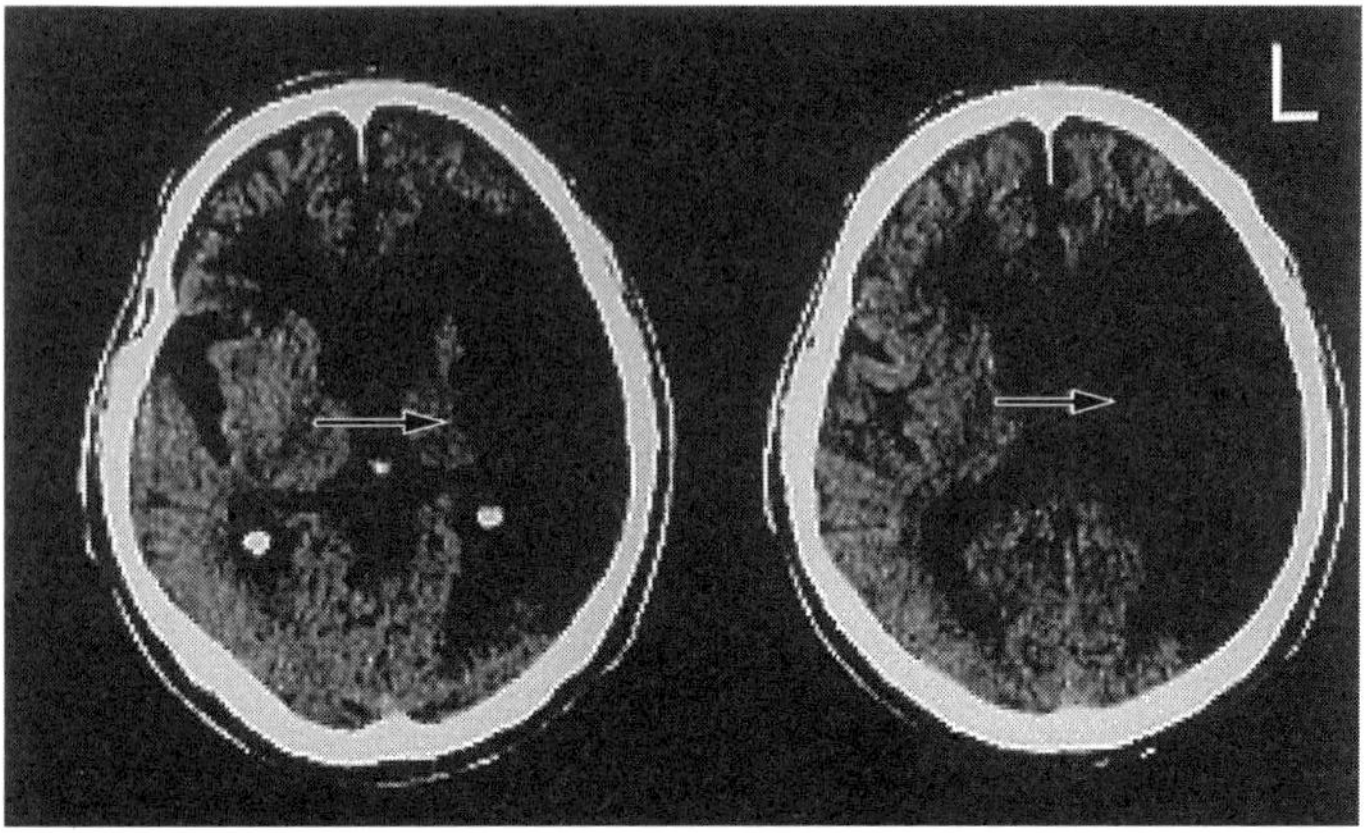

図2　脳梗塞のCT（72歳，男）／左中大脳動脈領域に広範な梗塞巣がある（黒い部分）

収域）が出現するか、もっと時間をかけて病変部がはっきりしてくることが多い（**図2**）。

それでは、一枚のCT写真があれば、すべて診断がつくのか。そう簡単にはいかない。脳出血といっても、高血圧性のものが多いが、クモ膜下出血や、その他の原因によるものもある。また、脳梗塞と区別困難な脳腫瘍などのこともある。そこは、やはり専門的な知識と経験が必要になってくる。

Ⅳ　脳卒中の種類

脳卒中の主なものは、脳梗塞、一過性脳虚血発作、脳出血、クモ膜下出血である。これらのおのおのは、治療法が異なることから、どうしても確定診断をする必要がある。

■脳梗塞

脳梗塞とは、血流の障害の結果、酸素とブドウ糖が不足し、脳の組織が限局性に死ぬ（壊死）状態を指す。壊死におちいった組織の部分は、しばしば出血することがある。これが出血性梗塞と呼ばれるものである（**図3**）。

脳梗塞は、アテローム血栓性脳梗塞、ラクナ梗塞、心原性脳塞栓に大別される。

アテローム血栓性脳梗塞は、脳動脈の大きな血管、たとえば中大脳動脈のアテローム硬化性変化（粥状硬化）が基盤となって血管を閉塞して起る梗塞である。

ラクナ梗塞とは、脳内の大きな血管から枝分れした穿通枝といわれる小さな血管の病変で起る脳の深部の最大径一・五センチメートル（ほとんど五ミリメートル以下）の小さい梗塞を指す。

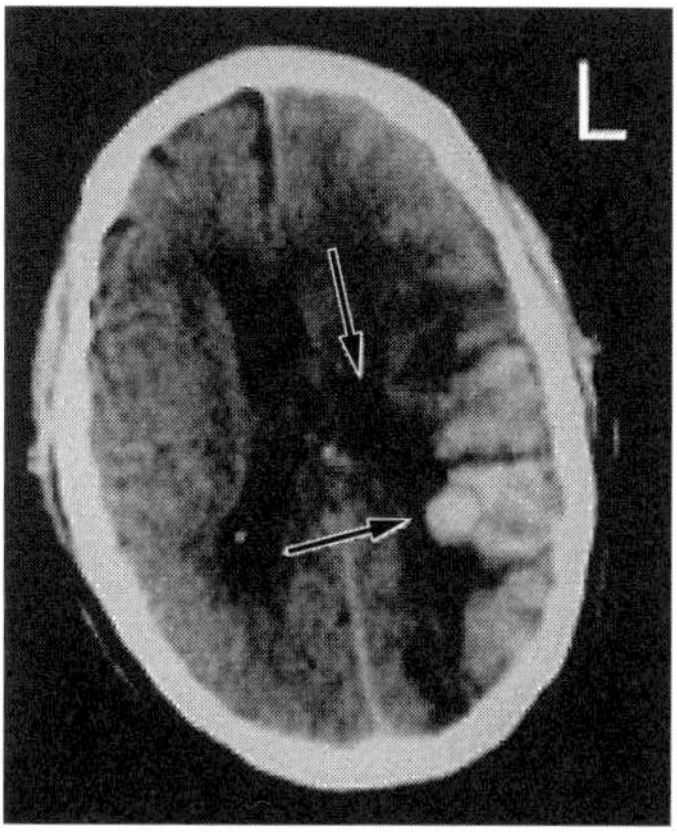

図3　出血性脳梗塞のCT（64歳，男）／左中大脳動脈領域に梗塞巣（黒い部分，矢印）があり，その部に出血（白い部分，矢印）している

塞栓とは血液の凝固したものなどが、離れた場所から血流に乗って流れてきて血管を閉塞することをいう。心原性脳塞栓とは、心臓から血液の凝固したものが動脈血に乗って流されて、脳の血管を閉塞するものである。正常の状態では、心臓から血の固まりは流れてこない。心原性脳塞栓の原因は、心臓弁膜症などの心臓病である。脳塞栓は、

心臓からのものばかりでなく、脳の血管に詰まった血栓が離れて流れ、血管の他の部を閉塞する(動脈から動脈へ)のもある。

■一過性脳虚血発作(TIA)

突然、言葉が言いにくくなったり、手足が動きにくくなったが、数分から数十分でよくなって、後には何も残らない状態が、一過性脳虚血発作(transient ischemic attack=TIA)といわれるもので、軽い脳梗塞、あるいは脳梗塞の警告症状とされている。TIAは、二四時間以内に完全に元にもどるものと定義されているが、多くは一時間以内に症状が消える。脳梗塞の症状が消えるまでの時間によって、①一過性脳虚血発作(二四時間以内)、②可逆性発作(三週間以内)、③完成型発作(症状が完全によくならない)のようにも分類される。②は明かに脳梗塞である。

TIAの原因として、二つ考えられている。ひとつは、頸動脈などの血栓の一部が剥がれて脳の動脈に流れ込んで、どこかに引っ掛かると、末梢の血流が障害される。しかし血栓が小さいので、短時間で溶けてしまうことによるものである(血栓性TIA)。TIAの大部分が、この原因によるといわれている。

他は、脳血管に狭窄があり、その部の血流が少なくなっているところへ、急激な血圧低下などで、その部の血流がさらに低下して起る場合である(血行動態性TIA)。

TIAを起した人の二〇〜三〇パーセントは、数年以内に脳梗塞を起すといわれており、まさに

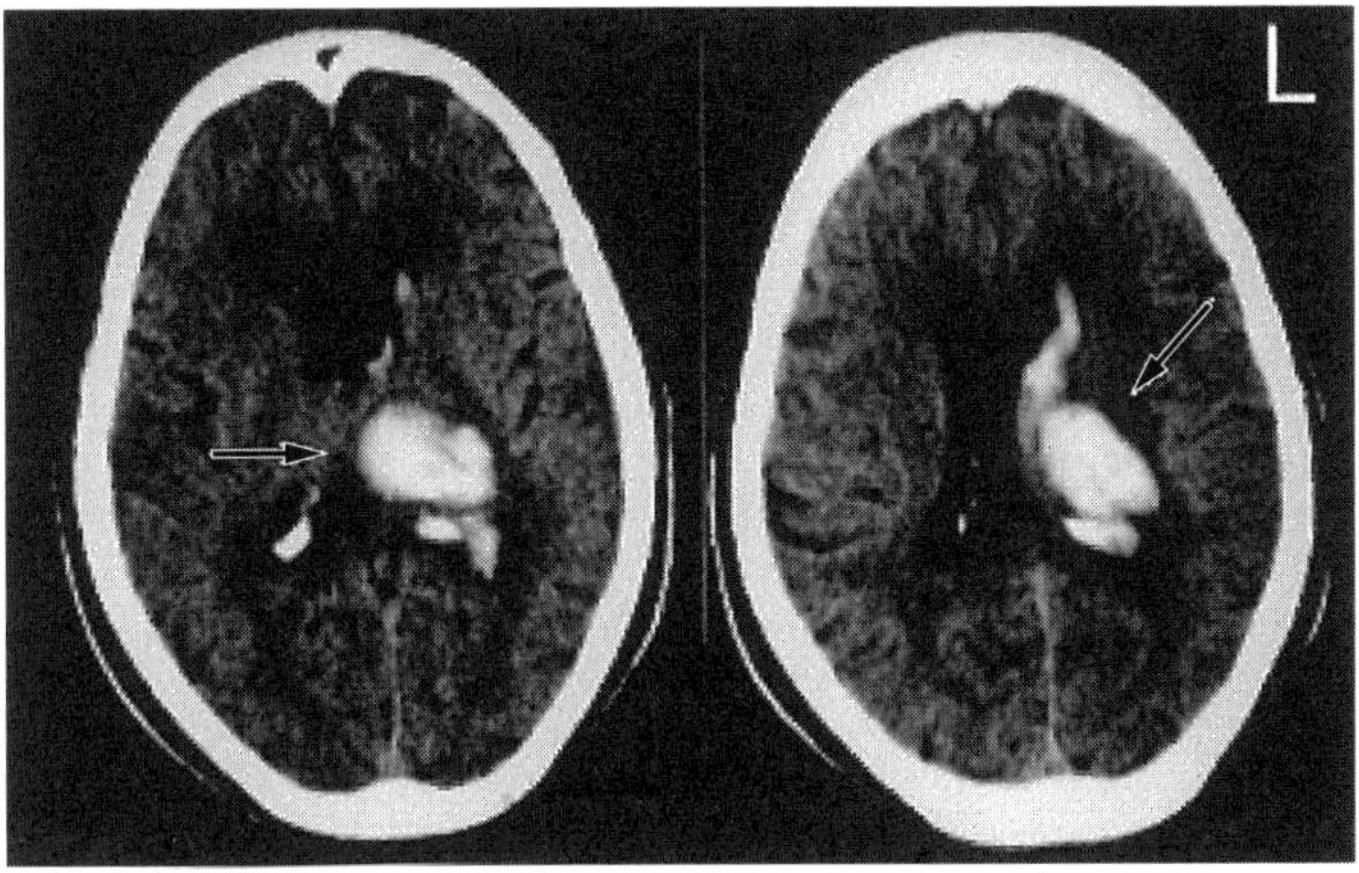

図4　視床出血のＣＴ(69歳，女)／左視床に出血しており，側脳室に破れている

脳梗塞の警告症状といえる。

■無症候性脳梗塞

ＣＴやＭＲＩが普及するにつれて、偶然に梗塞巣が画像上で発見されることが多くなった。脳卒中の既往がなく、診察しても神経学的症候がない例が、無症候性脳梗塞と呼ばれるようになった。その発見率は画像診断の精度が向上するにつれて増加している。無症候性脳梗塞の臨床的意義は不明の点もあるが、危険因子として加齢と高血圧が重視され、また、多発性の場合には、血管性痴呆に発展する可能性も推定されている。

■脳出血

脳出血は外傷性のものから、種々の原因で起る脳内の出血を含むが、通常、脳出血といえば、高血圧性脳出血を指す。高血圧性脳出血の直接の原因は、前述のように、脳内小動脈の血管壊死によってできた脳内小動脈瘤の破裂によるものである。脳出血には、好発部位があり、各報告によって多少異なるが、一例を上げれば、被殻出血（五〇パーセント）、視床出血（二〇パーセント）（**図4**）、皮質下出血（一五パーセント）、小脳出血（一〇パーセント）、橋出血（七パーセント）程度である。

■クモ膜下出血

第七章で述べる。

第六章

脳卒中急性期の症状・診断・治療

Ｉ　脳梗塞

脳卒中の患者が来院すれば、まず、今度の病気になるまでの状態、病気の起り方、その後の経過などを聞いて全身の診察をする。四肢麻痺の状態や言語障害の有無などの神経学的な所見から、病気の種類を推定してただちにＣＴ検査をする。発症早期であれば、ＣＴには梗塞巣が出ないのが普通である。

脳梗塞では、血圧が高くても降圧しないのが治療の原則である。その理由は、生体が血圧を高くして、脳血流量を保っているからである。しかし、出血性梗塞であれば、出血を助長するので、血圧を下げねばならない。

脳梗塞治療の主な目的は、①血栓の進展防止、②微小循環の改善、③脳浮腫の治療、④脱落症状の改善などである。もちろん、心臓病や糖尿病などの合併症の治療も同時に行う。

アテローム血栓性脳梗塞の典型的な場合は、数時間から数日かけて、症状がはっきりしてくる。たとえば、昨夜、寝る前はなんともなかったのに、朝起きたら、「ろれつ」が回りにくく、右手が何となく動きにくいことに気づく、などである。アテローム血栓性脳梗塞の場合、血栓の進行防止としては、血小板の凝集とフィブリンの生成を抑制し、血栓の形成を抑制するアルガトロバンや血小板の形成を抑制して血栓の形成を抑制するオザグレルナトリウムが点滴で用いられる。これらの薬物は近年わが国で開発されたもので、優れた効果がある。血栓溶解剤としてウロキナーゼを用いる医師もある。

微小循環は、低分子デキストランを点滴して改善する。脳浮腫治療の薬剤としては、グリセオール（濃グリセリン・果糖）がある。アテローム血栓性脳梗塞では、脳浮腫は通常、あまりひどくないので、グリセオールを多量に使用する例は少ない。脱落症状の改善に対しては、前記の薬物にも、その作用があるが、治療の中心はリハビリテーションである。

内頸動脈、中大脳動脈、脳底動脈系の閉塞に対して、超選択性カテーテルを血栓付近、あるいは血栓部をこえて挿入し、組織プラスミノーゲンアクチベータ（ｒＴ－ＰＡ）、ウロキナーゼ、あるいはトレプトキナーゼを注入する超急性期血栓溶解療法もあるが、実行できる施設はスタッフなどの点から限られる。

ラクナ梗塞は、大半は無症候性で、脳卒中発作としてとらえられるのは、全体の二割程度といわれている。症状がある場合、片麻痺や感覚障害を起してくるが、大きな後遺症は通常残さない。しかし、繰り返して発症すると、ついには脳血管性痴呆になることもあり得る。発作で意識障害をきたすことは少ない。治療はアテローム性脳梗塞に準じる。

心原性脳塞栓は、突然起り、重症の麻痺や言語障害などが出現し、意識障害も強い。脳の大きな血管が突然閉塞するので、脳浮腫がひどくなるのが特徴といえる。したがって治療としては、まず、脳浮腫対策を強力に行う必要がある。それには、グリセオールをかなり大量に投与する。心原性脳塞栓の閉塞した栓子は自然に融解され、閉塞された血管は再開通する。再開通は六割から九割に起るとされている。再開通しても、大部分は状態がよくならず、むしろ梗塞巣内の出血（出血性梗塞）や脳浮腫の増強が起る。発症後一、二周間は再発の危険性が高い。超急性期血栓溶解療法は、原則として禁忌とされている。

脳梗塞で脳浮腫が非常に強い場合には、減圧開頭術という手術が行われることもある。

Ⅱ　一過性脳虚血発作（ＴＩＡ）

ＴＩＡと診断したら、発作後間もなくであれば、低分子デキストランを投与する。そして血小板の働きを抑えて血栓ができにくくする小児用バファリンやチクロビジンを継続的に投与する。頸部内頸動脈に七〇パーセント以上の狭窄があれば、血栓内膜剥離術の手術適応がある。また、繰り返すＴＩＡに対する外科手術として、血行再建術がある。

一九八五年、バーネットらの共同研究グループが、TIAの治療において、内科的治療と外科的治療の間に有意差は認めないと発表して以来、外科的治療は衰退した。しかし、内頸動脈や中大脳動脈の狭窄あるいは閉塞で、その灌流領域の血流が低下している場合に、血行再建術により血流を改善できる。実際に、血行再建術が明らかに有効であった症例も報告されている。手術としては、側頭部にある浅側頭動脈と中大脳動脈を顕微鏡下に吻合する手術（STA－MCA吻合術）、その他がある。

Ⅲ　脳出血

被殻出血を起すと、それまで何ともなかった人が、突然に半身麻痺、知覚障害、言語障害を生じる。嘔吐もよく起る。頭痛は起ることもあるが、クモ膜下出血のような激烈な頭痛ではない。出血が多くなり、脳の変位を生じると意識障害が起り、出血が脳室に穿破すると、両眼球は出血部を睨むようになる。出血してできた血腫は数時間までは増大し得る。視床出血も、突然の半身の知覚麻痺や運動麻痺で起ることが多い。軽い小視床出血では、脳梗塞と鑑別困難な例があるが、CTで確認できる。

小脳出血では、突然のめまい、頭痛、嘔吐で発症する。大出血では眼球は出血側とは反対側を睨む。橋出血は重症で、急速に死亡する例が多いが、CT導入以来、生存例も知られるようになった。

橋出血では、瞳孔は極度に小さく（縮瞳）なる。また、特徴的な不随意眼球運動がみられることがある。

脳出血では、血圧の管理が問題である。高い血圧を急激に下げれば、脳血流が低下するので悪化する危険があるが、高血圧が続けば、再出血や脳浮腫の増強が起る危険性がある。収縮期血圧が二〇〇以上であれば、一六〇程度に下げるのが妥当であろう。

治療で重要なのは、脳浮腫対策である。それにはグリセオールを使用する。

脳出血の手術の方法としては、開頭・血腫除去術、穿頭血腫吸引術がある。手術適応に関しては統一した見解はない。視床出血、橋出血には開頭・血腫除去の手術の適応はなく、被殻出血、皮質下出血の量の多いものには手術適応がある例もあるなどが妥当なところであろう。しかし、小脳出血で、血腫径が三センチメートル以上のものや、それ以下でも脳室穿破や脳幹の圧迫を示すものは緊急手術の対象であることは、多くの脳外科医が認めている点である。

第七章
クモ膜下出血

Ⅰ　クモ膜下出血と自然経過

　働き盛りの社会的地位が高い人が、クモ膜下出血で死亡したとの新聞記事がよくみられる。クモ膜下出血は、男女を問わず中・高年に発病する恐ろしい脳卒中の一つである。クモ膜下出血の原因は種々あるが、ほとんどは脳動脈にできる瘤の破裂である（破裂脳動脈瘤）（**図1**）。このことは、今日では常識化しているが、第

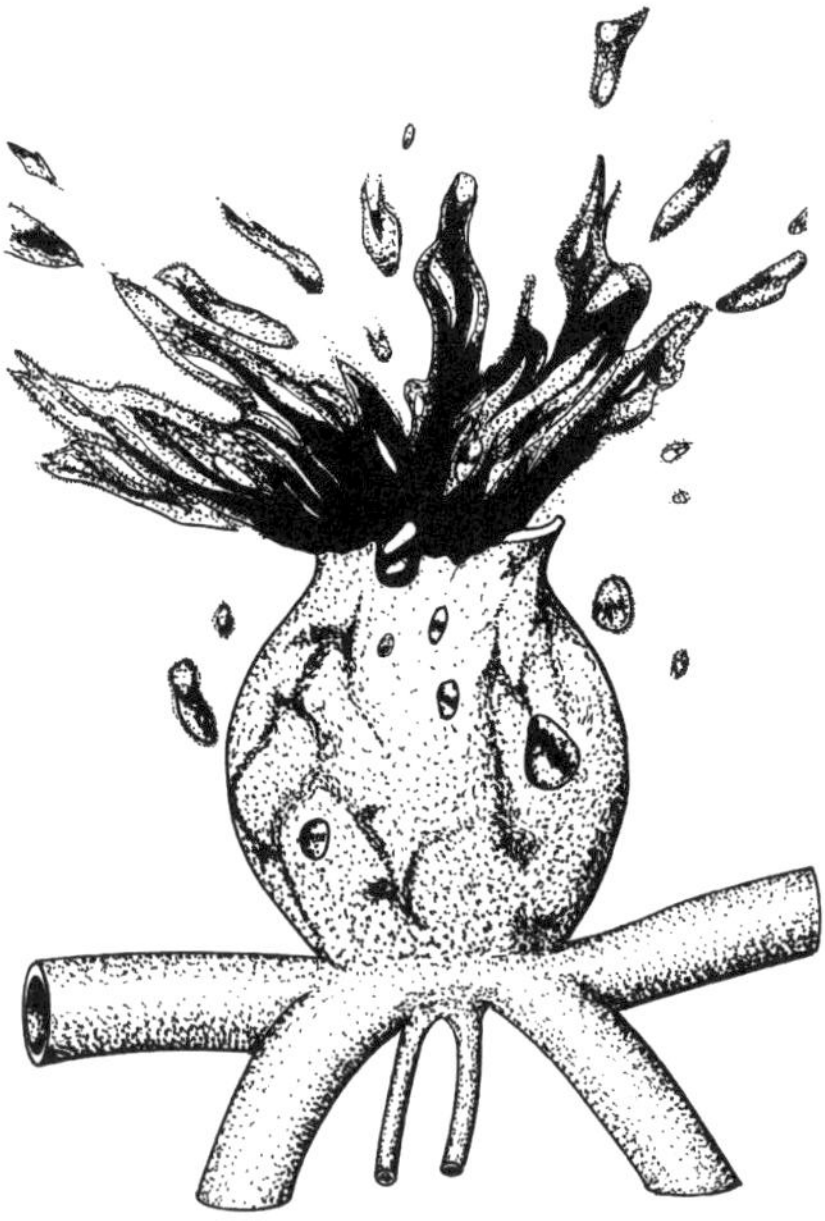

図1　脳動脈瘤の破裂（想像図）

二次世界大戦が終ったころは、まだ、クモ膜下出血の原因は広く理解されていなかった。昭和三〇年代の初期、内科の講義で、クモ膜下出血の原因は不明であると習ったことを覚えている。この脳動脈瘤は、一般の解剖例で、二ミリ以上の大きなのものが五パーセント程度みられるという報告があるが、全解剖例で大体一パーセント前後に見出される。もちろん、動脈瘤をもっていても、生涯破れない人もいる。では、なぜ脳動脈瘤ができるのか。これには、先天的に脳血管の弱いところがあるので、そこが膨れてくるという説や、年齢とともに、血管の壁が変化して、そこが膨れてくるという説などがある。この型の動脈瘤は通常、嚢状のものである。

脳動脈瘤は頭部外傷によっても起る。これを外傷性脳動脈瘤という。また、感染性のものもある。

通常の嚢状脳動脈瘤は、脳血管のどこにでも所かまわずできるのではない。好発部位がある。比較的大きい血管の分岐部で血流が直接衝突する部位が好発部位である。その頻度は統計によって異なるが、内頸動脈と後交通動脈、前脈絡叢動脈の分岐部、前大脳動脈と前交通動脈の分岐部、中大脳動脈の最初の分岐部、内頸動脈と眼動脈の分岐部、脳底動脈の末端の左右後大脳動脈の分岐部、左右の椎骨動脈の合流部、後下小脳動脈の分岐部などに多い。また、前大脳動脈の末梢枝の分岐部にもみられる。

一人の患者の脳動脈瘤は一箇所とは限らず、約二〇パーセントは複数の動脈瘤をもつ。

破裂脳動脈瘤によるクモ膜下出血は、女性にやや多く、四〇代〜五〇代に好発する。最近では六五歳以上の高齢者の発症が増加している。

クモ膜下出血は、突然、それまで経験したことがないような激烈な頭痛で始まる。嘔吐を伴い、重症例では意識がなくなる。その初回発作で四〇から五〇パーセントが死亡するか、きわめて重症になる。幸い、意識が覚めてきても恐ろしいのは再破裂である。約三一パーセントは、七日以内、五四パーセントが二週間以内に再破裂する。もっとも多いのは、二四時間以内の破裂である。再破裂すると、患者がさらに重症になるか、死亡してしまう。出血二週間後から六箇月までの破裂の可能性は一〇パーセントで、これ以降の再出血率は年間三パーセントである。少なくとも、五〇パーセントが六箇月以内に再出血する。

三年後の結果をみると、脳動脈瘤が一回でも破裂した人の六八パーセントは、再発を繰り返して結局死亡している。以上が脳動脈瘤の自然経過である。脳動脈瘤があることは、頭の中に、いつ破裂するかも知れない爆弾を入れているようなものである。

Ⅱ　破裂脳動脈瘤によるクモ膜下出血の診断

クモ膜下出血は、突然、激烈な頭痛で発症するので診断は困難ではない。CT検査でほとんどの症例が確認できる（**図2**）。CTが出現する以前は、背中に針を刺して脳脊髄液を採取して、その中に血液が含まれていることで確定診断していたが、現在では、この検査の必要は特別の場合を除いてほとんどない。CTの所見で、破裂脳動脈瘤の位置は、ある程度推定できることがあるが、その確認は脳血管を撮影しなければならない。クモ膜下出血が診断できたなら、その原因が破裂脳動脈瘤か、そうであれば、その位置はどこか、他に脳動脈瘤はないのかなどを脳血管撮影、あるいはCTやMRIで確認する。

脳血管撮影は、最初は頸の頸動脈に直接針を刺してレントゲン線に写る造影剤を急速に注入する方法が用いられてきた。その後、股動脈に穿刺針を挿入し、ガイドワイヤー、カテーテルを目的の動脈に進めて、造影剤を注入するセルジンガー法が普及した（**図3**）。今日では造影剤を注入して、

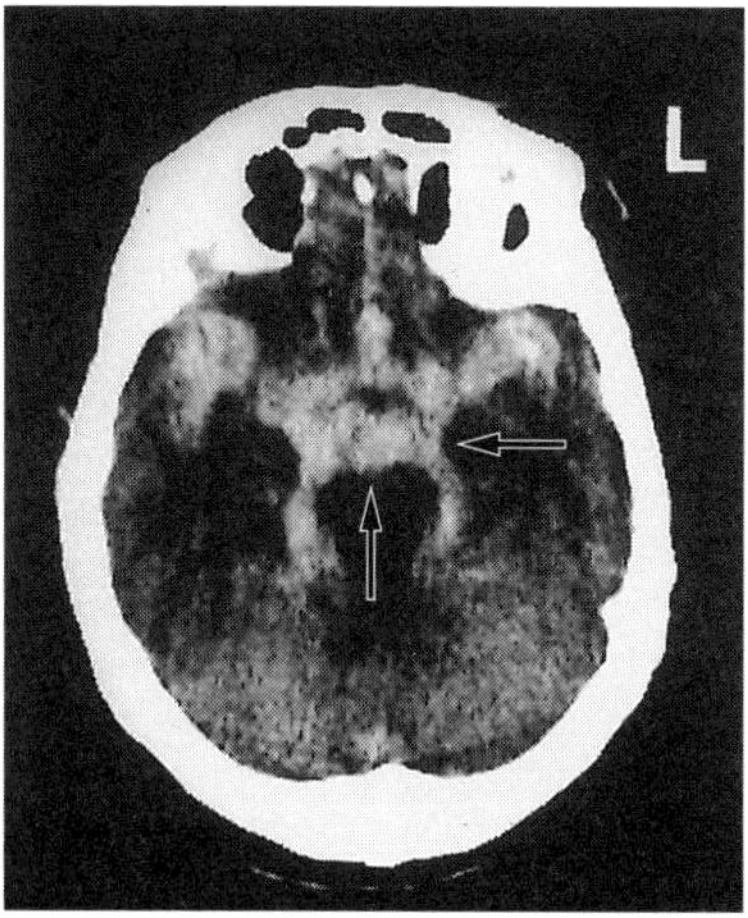

図2　クモ膜下出血のCT像／矢印は出血を示す

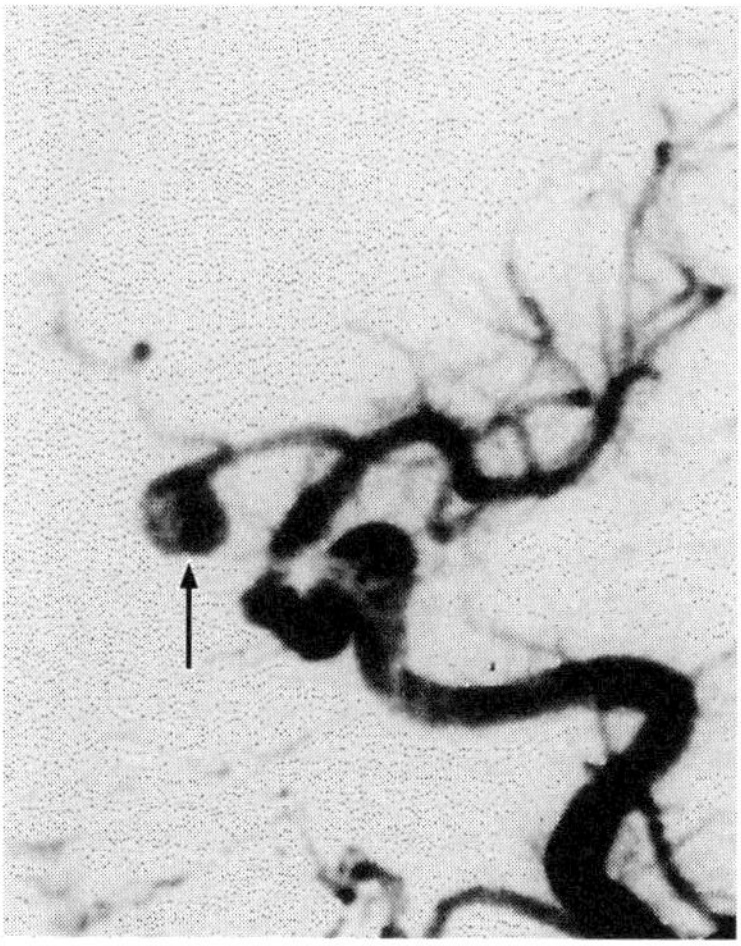

図3　脳動脈瘤（脳血管撮影像）セルジンガー法／矢印は動脈瘤を示す

ヘリカルＣＴで撮影して三次元処理をする方法（三次元脳血管ＣＴ）が行われている（**図４**）。この方法では、動脈瘤や親動脈が立体的に描出できる。今日では、この三次元ＣＴがセルジンガー法にとって代り、血管撮影の主流になりつつある。

Ⅲ　クモ膜下出血の治療

■開頭－動脈瘤頸部クリッピング

クモ膜下出血（破裂脳動脈瘤）の治療は、種々行われてきたが、今日のもっとも確実な治療は、開頭手術で破れた動脈瘤の頸の部分を金属クリップで閉鎖して、血液が破れた動脈瘤の中に入らないようにする方法である（**図５**）。

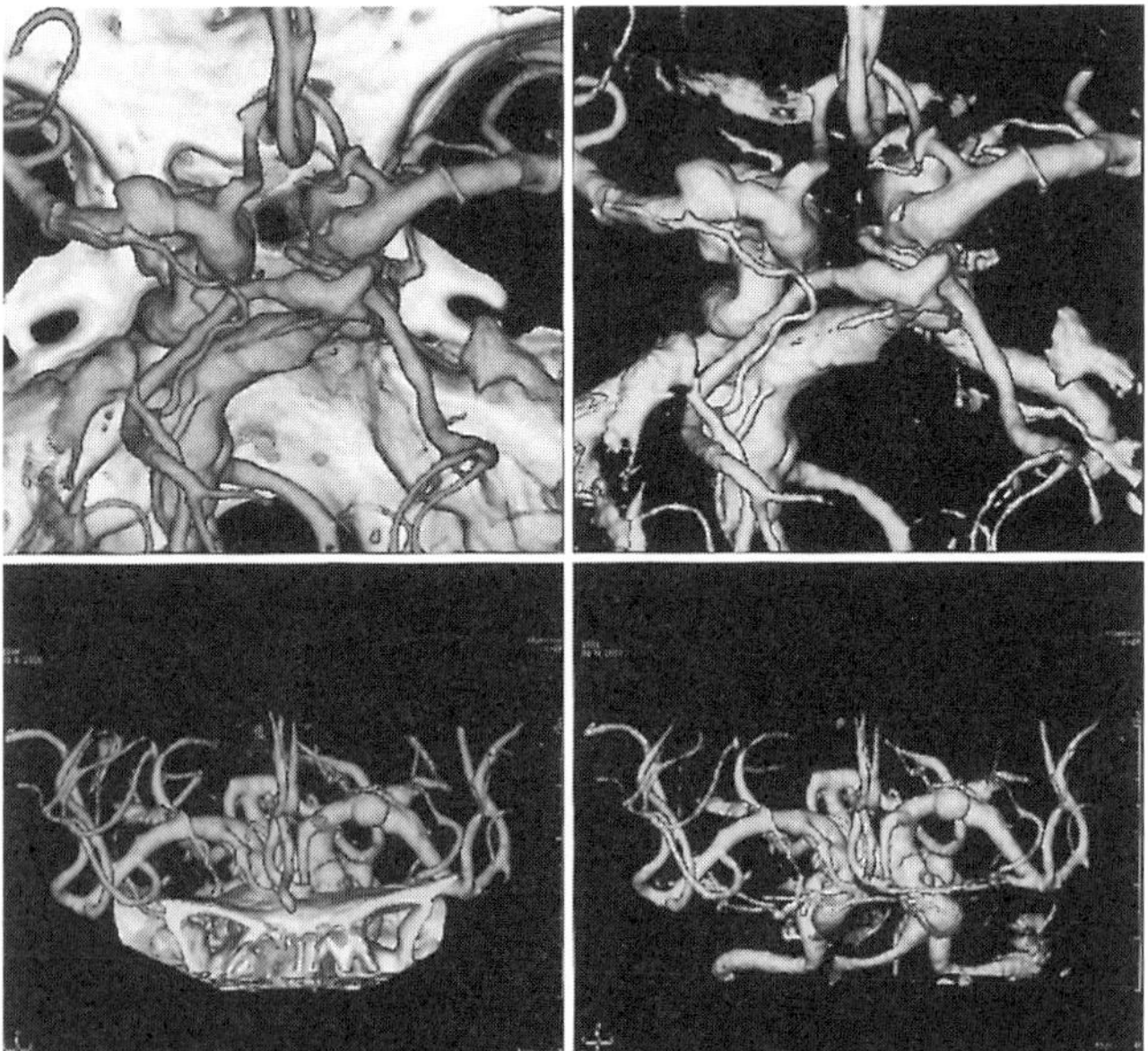

図4　脳動脈瘤（ヘリカルCTで3次元処理）（東芝メディカル提供）

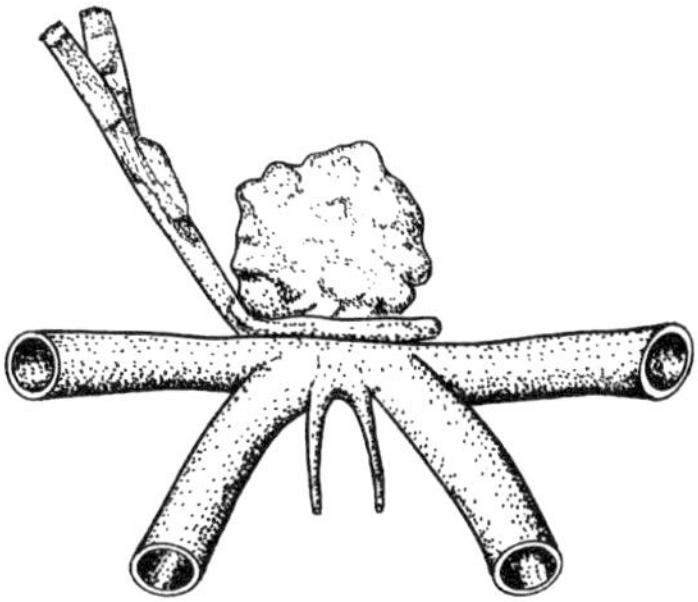

図5　破裂脳動脈瘤のクリッピング

前述のように、破裂脳動脈瘤によるクモ膜下出血では、初回発作で約半数が死亡し、死を免れても、その約半数が二週間以内に再破裂する。とくに、二四時間以内の再破裂が多い。そこで時期的には再破裂前に根治手術を行えばよいことになる。

しかし、患者の状態が悪ければ、手術成績がよくないことも事実である。破裂脳動脈瘤患者の重症度判定基準としては、ハント・コスニックのもの（**表1**）が国際的に広く用いられている。この基準からは、グレードⅠ、Ⅱは手術成績が良好なものが多く、絶対的手術適応である。グレードⅢは、幅が広く種々の症例があるが、積極的に手術をした法がよいと思う。グレードⅣには手術成績が良好な例もあるが、評価の分れるところである。グレードⅤは絶対的に不良で手術の適応はない。

そこで、結論として、状態が悪くなければ、できるだけ早期に手術をするのがよいということになる。とくに、グレードⅠ、Ⅱは診断がつき次第手術が行われることが多い（超早期手術）。この超早期手術は日本の脳神経外科で積極的に行われ、現在、世界をリードしている。超早期手術は技術的に困難な面があるが、人為的な低血圧の応用、マニトール高張液により脳保護下で血管の一時閉鎖の可能性、動脈瘤の頸部にかけるクリップそのものの発達、顕微鏡下での手術などで、より安全

表1　脳動脈瘤患者の重症度分類（ハント・コスニックによる）

グレード	意識障害	症状
0	なし	未破裂の（小さい）動脈瘤.
I	なし	無症状（破裂の症状があった），または軽度の頭痛，項部硬直がある.
I a	なし	破裂による急性期の症状は消失し，固定した神経脱落症状がある.
II	なし	頭痛，項部硬直が，中程度～高度にあり，脳神経麻痺以外の脳局所症状がない.
III	なし～軽度	傾眠，混乱状態（drowsiness，confusion）などの意識障害，または脳局所症状がある.
IV	中程度	昏迷，中程度～高度の片麻痺がある．初期の除脳硬直，呼吸，循環の異常があることがある.
V	高度	深昏睡，除脳硬直，瀕死の状態.

高血圧，糖尿病，高度な動脈硬化症などの全身疾患，慢性肺疾患，動脈撮影で高度な血管攣縮がある場合はグレードを１段階重くする.

に手術ができるようになっている。

手術が成功しても、やっかいな問題に、脳血管が細くなる脳血管攣縮という現象がある。この現象はクモ膜下出血後、四日から二週間位の間に起ってくる。クモ膜下出血の約三〇パーセントに起るが重症例に多い。ひどい場合には、その血管の支配領域に血流障害が起り、その部位に脳梗塞が生じる。脳血管攣縮の重症例では、広範囲に梗塞を起し、それが死因となる。脳血管攣縮に対して、手術のときにできるだけクモ膜下腔の凝血塊を除去する努力や、手術後血圧を高めに保ったり、カルシウム拮抗剤の投与などの方法がとられているが、まだ、決定的治療法はないのが現状である。

■血管内手術

脳動脈瘤の治療法の第一選択は、手術による脳動脈瘤頸部のクリッピングであることは、多くの脳神経外科医が認めるところである。しかし、この方法は、簡単な手術ではなく、症例によっては技術的に困難な場合がある。また、高齢者や全身的な合併症を有している患者では、手術に耐えられない例もあり、手術を断念せざるをえないこともある。一方、頭を開くことなく脳血管の中から脳動脈瘤に到達して、処理ができないか（血管内手術）との考えがあった。一九七四年、サービネンコは、実際に脳動脈にバルーンカテーテルを挿入して、脳動脈瘤内を埋めてしまう方法を発表した。しかし、この方法は脳動脈瘤を埋める材料の問題で普及しなかった。一九九一年、ググリエムリーらは、血管内に挿入したカテーテルから、通電により離脱できるプラチナコイルを脳動脈瘤の中に入れて動脈瘤を詰めてしまう方法を発表した。この方法は、それまでの塞栓材料と比べて安全性も高く、急速に全世界に普及していった。一九九七年三月には、わが国でも保険適応となった。これは未破裂の脳動脈瘤に使用されていたが、最近では破裂動脈瘤にも使用されて好成績をあげている。一般的に高齢者やクリッピングが技術的に困難な部位の動脈瘤などには、この方法はよい適応と考えられ、今後ますます広く普及すると思われる。

Ⅳ　脳ドックと未破裂脳動脈瘤

最近の神経放射線診断法、とくに磁気共鳴血管造影（ＭＲＡ）の出現で、人体に造影剤を注入することなく、まったくの無侵襲の状態で脳の検査が行われるようになった。これが、いわゆる脳ドックである。脳ドックの目的は、未破裂脳動脈瘤の有無の検査が主であるといえる。その発見率は平均二・五パーセントである。未破裂脳動脈瘤が発見されたら、どうしたらよいか。そのためには、未破裂動脈瘤の自然経過、治療成績が重要になってくる。

未破裂脳動脈瘤の年間破裂率は、これまでの外国の報告によれば、一〜三パーセントである。脳動脈瘤の大きさが破裂と関係があるとされており、大きいほど破裂の危険性があるとされている。しかし、五ミリメートル以下でも破裂した報告はある。もちろん、生涯破裂しないものもある。個々の動脈瘤について、破裂するか、しないかの明確な判定はできない。未治療の高血圧は破裂の危険をもつとされている。未破裂のものは、例外もあるが破裂例に比べて手術は容易で、術後の脳血管攣縮を起こさない。手術成績は、どの報告でも非常によい。

最近では、血管内手術も普及しつつあるので、その点も考慮できるようになった。開頭手術にしても、血管内手術にしても、その危険性はゼロではないが、非常に低いことは事実である。未破裂脳動脈瘤が発見されたならば、大きさが五ミリメートル以上のものは、処置を考慮すべきと思う。また、それ以下の大きさでも、処置可能であれば、放置しないのがよいのではなかろうか。もちろん、最終的には本人の判断による。

第八章
頭のけが――頭部外傷

じっと海をみる。それらしい船はまったく見えない。ここに到着以来、何回海を見たであろうか。約束の時間を過ぎてもう二時間も待たされている。「あの武蔵が、恐れをいだいて来ないのか……」、小次郎の心は千々に乱れ、待たされている怒りがこみ上げてくる。また、海をみる。

「宮本武蔵の船が見えました」見張りの声がひびきわたる。「おお、来たか、武蔵、一刀のもとに仕留めてみせん」。武蔵の船が波打際に着くと、小次郎は自慢の長刀を抜いて走り下ってきた。悠々と小舟を下りた武蔵は、船の中で船頭からもらった櫂を削ってつくったた木刀を構える。小次郎の刀が宙を切ったかと思うと、武蔵の鉢巻きが切れて落ちた。「勝った」、そう思った瞬間、小次郎は意識を失って倒れてしまった。ほとんど同時に武蔵の木刀が小次郎の脳天を打ち下ろしていた。これが有名な巌流島の決闘を私なりに描写したものである。ある医師は、小次郎は、このとき、準備運動はせずに、精神的にきわめて緊張した状態で、武蔵に

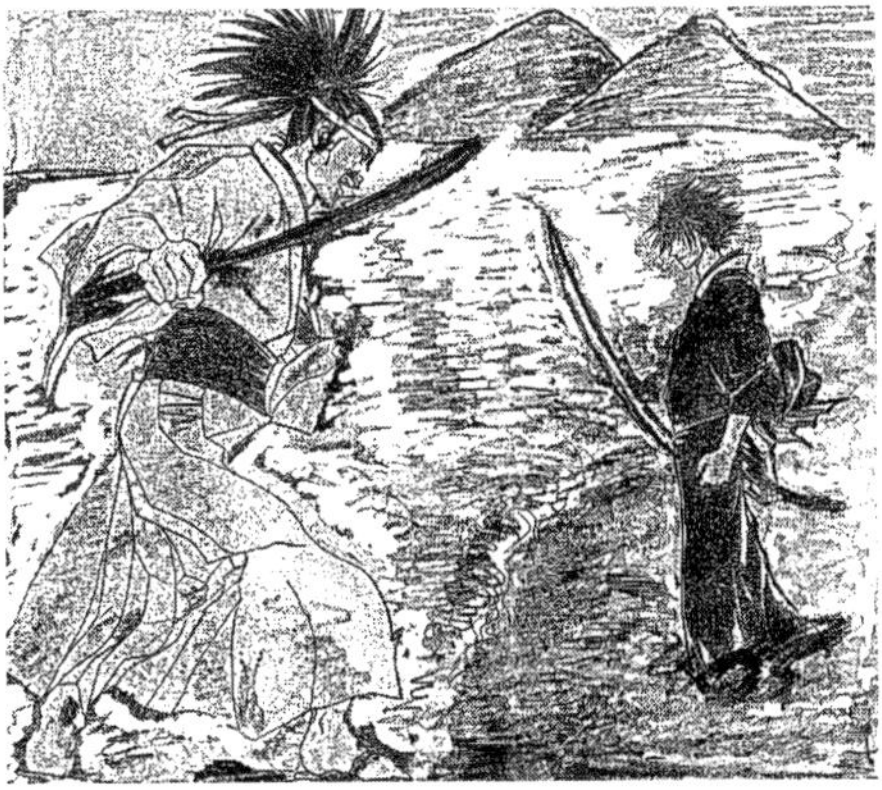

戦いを挑んだのが、敗因の一つであったと解釈している。説得力のある解釈である。

　巌流島は、門司港の町から見える関門海峡に浮ぶ小さな無人島である。決闘は、慶長一七年（一六一二）に行われたというから、今から三八八年前ということになる。武蔵は、当時二九歳であった。私は、長い間、この巌流島の決闘は、多分、フィクションであろうと思っていた。ところが、つい最近、NHKが、この決闘を取り上げて、考証している番組をテレビでみる機会があった。それをみて、現存する『小倉本宮本系図』や『五輪書』、その他の資料から、この決闘は実際にあったらしいことを知った。小次郎は武蔵の一撃で、そのまま死亡してしまうことになっていた。もちろん、その可能性は十分あり得る。

　私は、医学生に、武蔵・小次郎の決闘の場面のスライドをみせて、小次郎の頭に、どのような外傷による変化が起り得るかを質問して、頭部外傷の講義を始めることにしている。前記のNHKの番組では、現存する資料に、「小次郎は息を吹き返し、他の者たちにより、止めを刺された」と書かれてあることを示した。この場合、現在の医学知識から述べるならば、「息を吹き返し」ではなく、「意識を取り戻し」とすべきであろう。

　こうなってくると、小次郎は、武蔵の一撃で即死したのではなく、脳震盪を起したことになる。脳震盪とは、頭を打って一過性に意識を失い、多くは二時間以内に意識を回復し、脳の器質的損傷を思わせる症候がないものをいう。脳震盪の場合、頭を打ってから、ある時間のことは思い出せないのが普通である。なかには、頭を打つ前のことまでも思い出せないことがある。脳震盪だけであれば心配は要らない。ただ、脳震盪だけと思っていたら、つぎに述べるように頭の中に出血が起り、それがしだいに広がってくることがあるので、よく注意して経過をみる必要がある。

I　頭部外傷の出血の危険性

頭を怪我して、即死に近い状態で死亡するのは、頭蓋内の頸動脈などの大血管の大きな損傷、脳幹部の高度の損傷、その他広範囲の脳損傷である。頸椎損傷による頸髄損傷の即死もある。これらは治療の対象にならない。

交通事故や転落などで頭を打って、問いかけても喋らず、深い意識障害にある患者は、誰がみても重症であることは一目瞭然である。ところが頭を打って瞬間ぼーとしたが、その後は意識はしっかりしており、ある程度の頭や頸の痛みがあり、吐き気があるか、ないかの状態になることは多い。いわゆる軽い頭の怪我である。

重症な場合はもちろん、このような軽い頭の怪我でも、もっとも警戒しなければならないのは、頭の中の出血である。極端にいえば頭の怪我の場合、特別な重症例を除いて、出血さえ起らなければ大多数は安心といえる。頭の表面には毛髪が生えた皮がある。この頭の皮は、血管が豊富で少し切っただけでも、意外と出血が多い。小さい傷でも、長い間出血を放置しておけば、危険な状態になることもあるが、通常は縫って出血を止めればそれでよい。

問題は、外からは見えない頭の中の出血である。第一章で述べたように、頭蓋骨の内側には直接脳があるのではなく、脳硬膜といわれる、やや硬い膜が脳表面を覆っている。その膜に血管が走っている。その血管、主として動脈が切れたらことである。その血管を切る主な原因は頭蓋骨骨折である。このことから頭蓋骨骨折の重要性がわかる。血管が切れれば、頭蓋骨の下と脳硬膜の間に出血が広がり、しだいに硬膜の上から脳を押さえつけてゆく。これが急性硬膜外血腫（硬膜上血腫）といわれるものである（**図1**）。硬膜外血腫の患者は、意識がなくなり、だんだん意識障害が強くなる。このような硬膜外血腫は治療せず放置しておけば確実に死亡する。一方、早期に発見して手術をすれば、後遺症なく治癒するのが普通である。ここに急性硬膜外血腫の早期診断の重要性がある。

硬膜の内側には、薄いクモ膜に覆われた脳が存

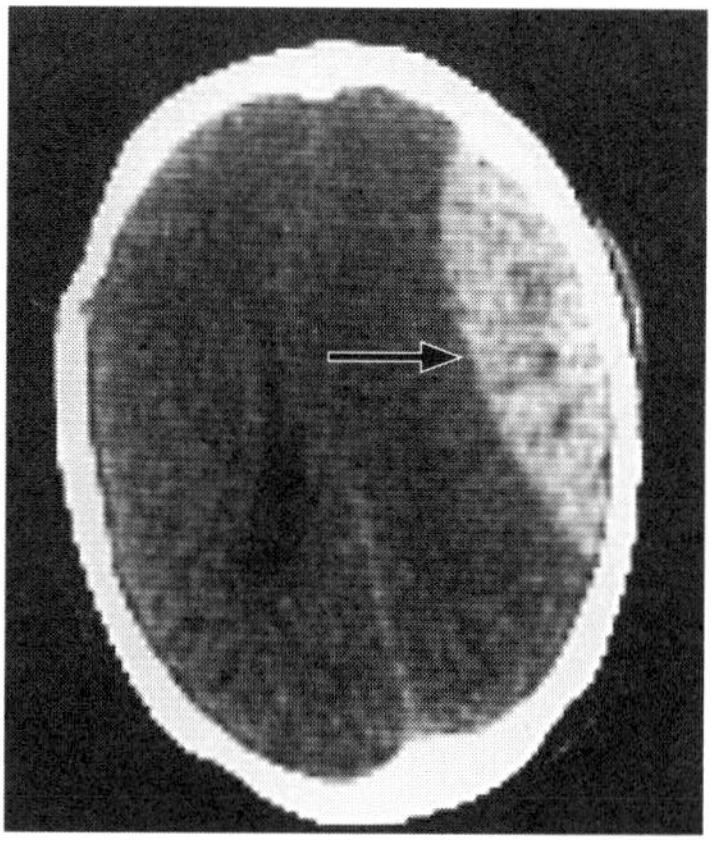

図1　急性硬膜外血腫のCT／矢印が血腫を示す

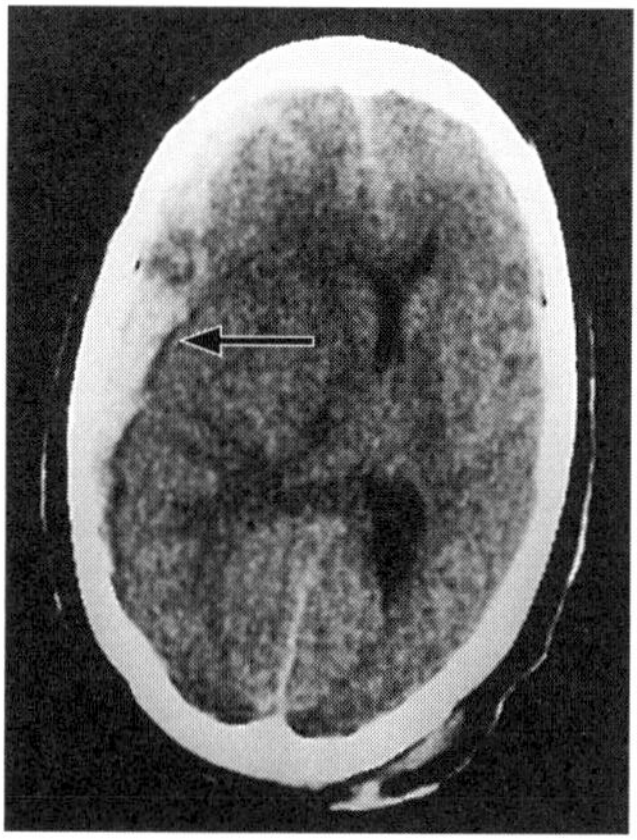

図2　急性硬膜下血腫のCT／矢印が血腫を示す

在する。脳の表面の血管や脳そのものの血管が破れて、出血すると硬膜の下に血液が溜まってくる。この状態を硬膜下血腫と呼ぶ（**図２**）。硬膜下血腫は硬膜外血腫とは、その治療成績がまったく違う。ＣＴが普及して、早期診断が簡単にできるようになった一九九八年の報告でも、硬膜下出血では世界各国の手術後の死亡率が六〇パーセント以上の報告が多く、ＣＴ導入前と変らない。たとえ救命できても、自立できる率は非常に低い。脳の実質の中に出血が起る脳内血腫（**図３**、**図４**）には、手術をしないでよいものと、手術を必要とするものがあるが、いずれにしても重症例が多い。

このように頭部外傷急性期には、硬膜外血腫、硬膜下血腫、脳内血腫が問題になる。問題は、受傷後、たいしたことがなく、軽い頭部外傷を受けた人にこれらの血腫が起ってくることである（**図５**、**図６**）。受傷後はっきりと会話をしていたの

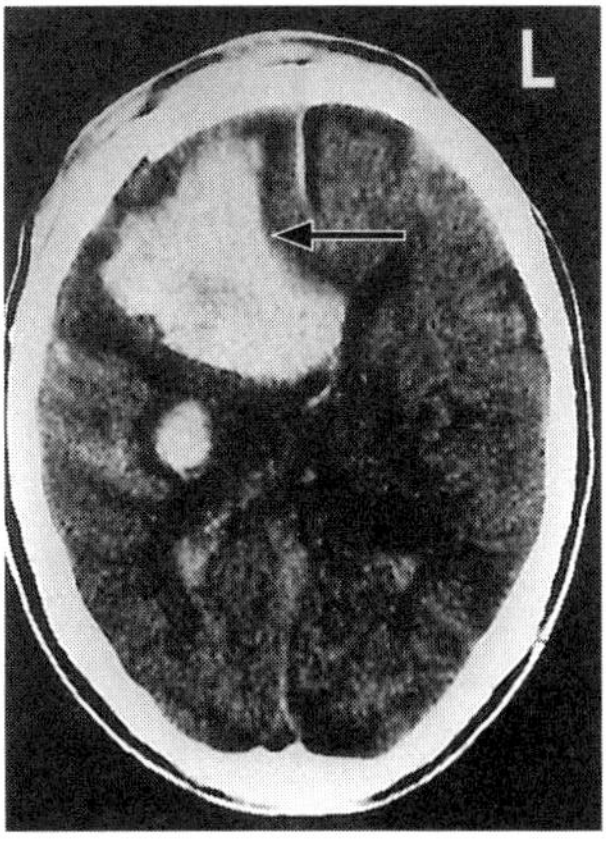

図3　外傷性脳内血腫の CT／矢印が血腫を示す

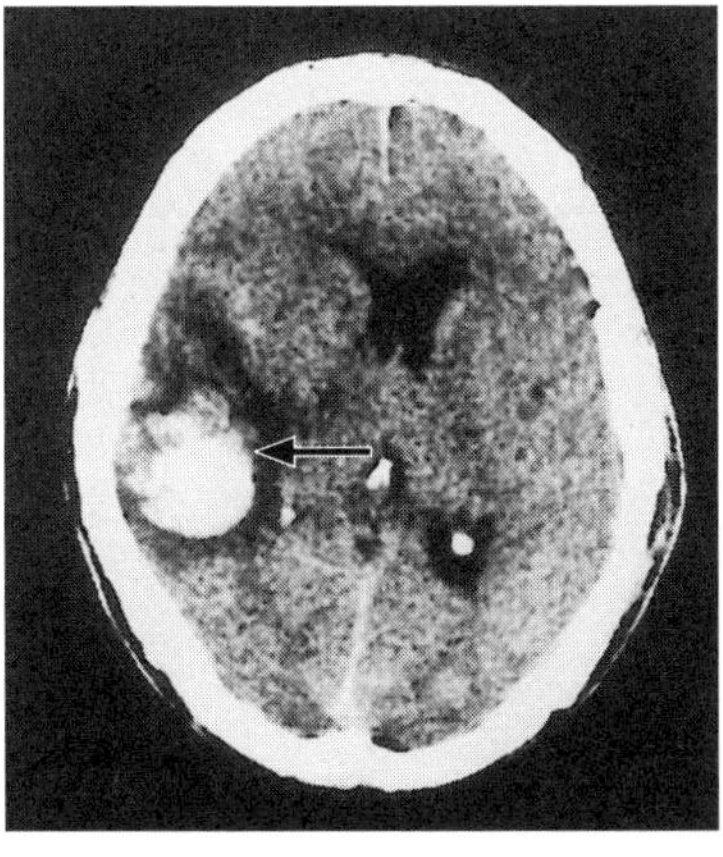

図4　外傷性脳内血腫のCT／矢印が血腫を示す

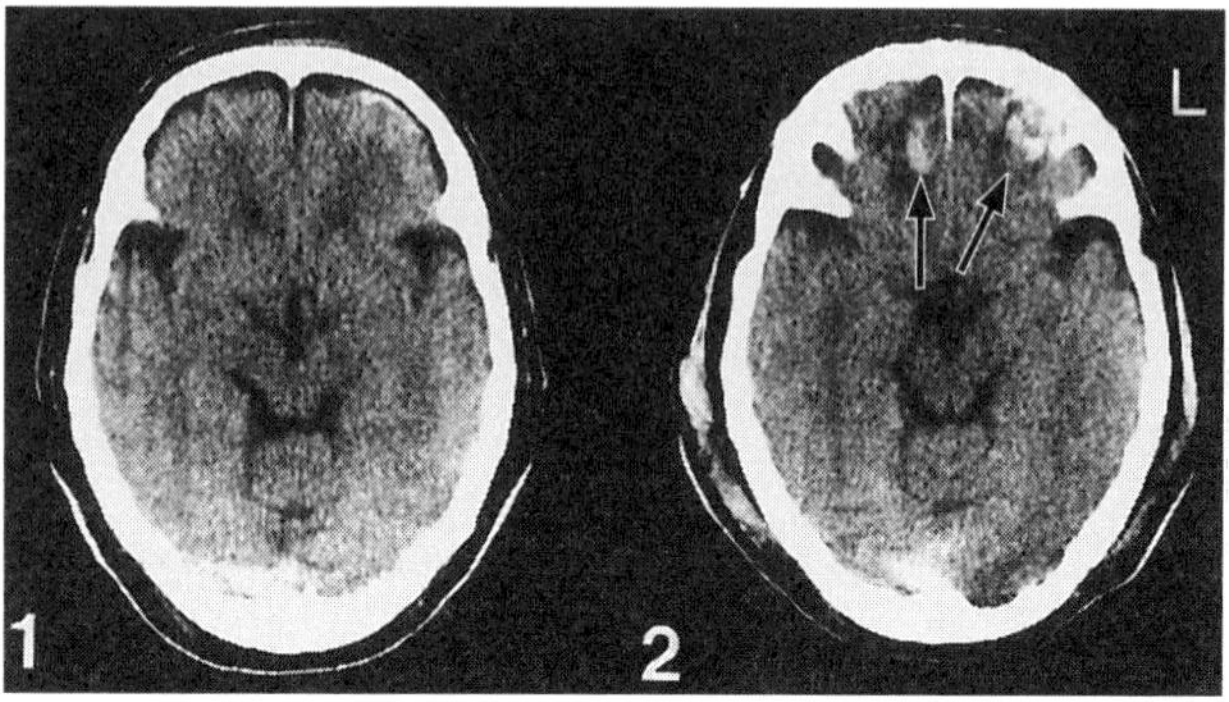

図5　外傷性脳内血腫の形成（61歳，男性）／1：初診時の CT，2：1時間後の CT
初診時には血腫がなく，1時間後のCTで両前頭葉内に血腫が形成されている

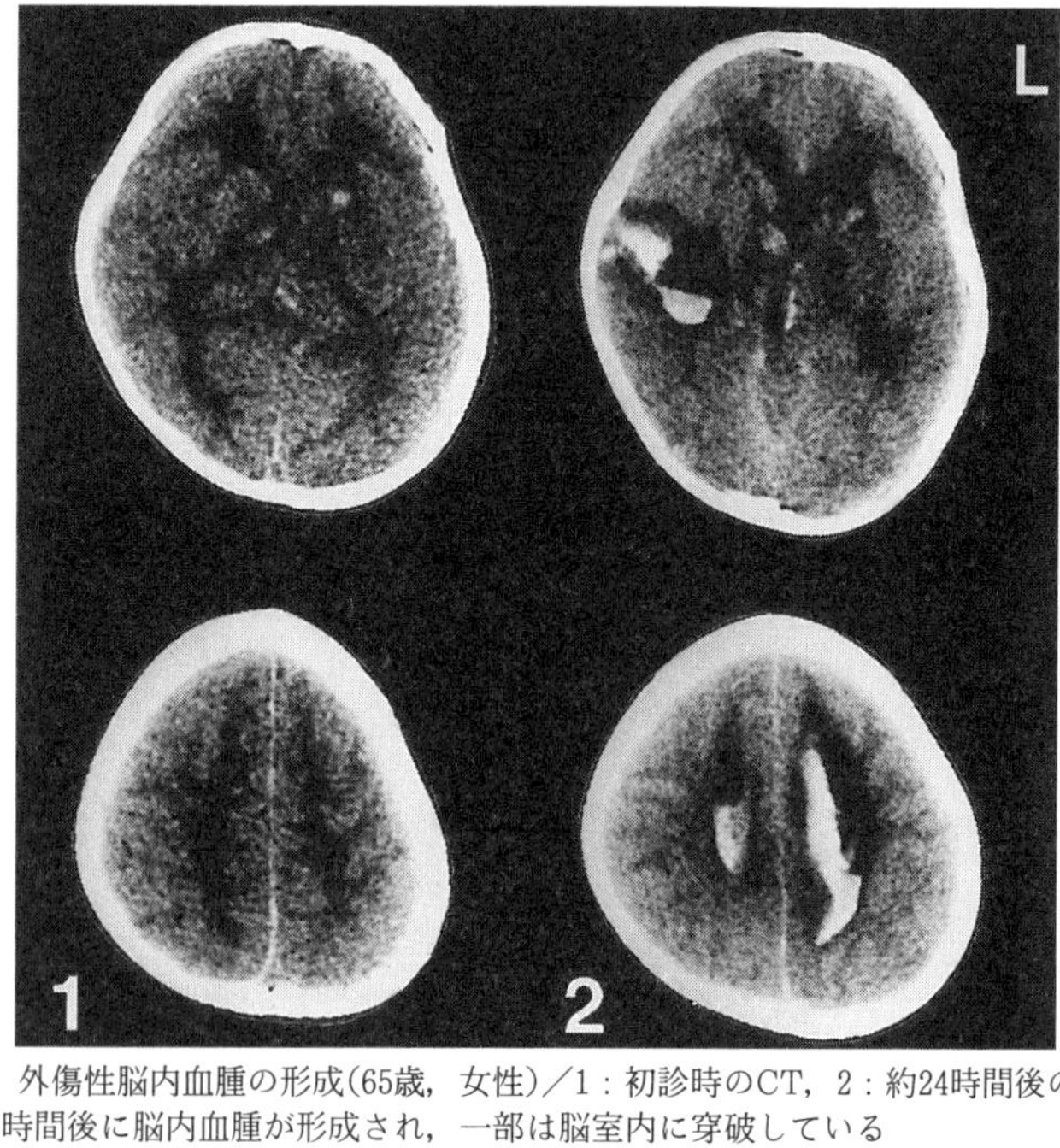

図6　外傷性脳内血腫の形成(65歳，女性)／1：初診時のCT，2：約24時間後のCT
約24時間後に脳内血腫が形成され，一部は脳室内に穿破している

に、間もなく、あるいは数日後までの間に意識がなくなり、最悪の場合は死亡してしまうこともある。その原因の約八〇パーセントは頭蓋内の血腫である。頭蓋内血腫のうち、硬膜外血腫は早期に発見して手術をすれば、まず救命できるが、他の血腫では必ずしも成績がよいとはいえない。

ただ、このような例は、そう、しばしば起るわけではないので、頭をちょと打ったからといって、過剰に心配の必要はない。このようなことも、非常にまれにあり得る程度に思ってほしい。軽度の頭部外傷の人の大多数は、頭蓋内出血は起らないのである。

入院を必要としない程度の軽い頭部外傷であったら、一日位静かにしていて、変化なければ、まず、心配はないと思ってよい。もちろん、嘔吐や意識障害などが出現したら、早急に脳神経外科を受診する必要がある。頭蓋内血腫の存否はＣＴで確認できる。

Ⅱ　頭部外傷後遺症と慢性硬膜下血腫

数日前に、頭を打った人が外来にきて、「後遺症が出ないでしょうか」と心配する人がよくある。「後遺症」とは、実態はわからないが、なにか恐ろしいものと思っている人が少なくない。頭部外傷後遺症とは、頭部外傷が治癒しても、残っている障害を指す。これには、「後遺症」と「続発症」がある。たとえば、頭部外傷で視神経が損傷し、著明な視力障害をきたした場合、この視力障害は、明らかに「後遺症」である。「続発症」とは、頭部外傷が原因で起ってくる新たな障害、たとえば外傷性脳動脈瘤などである。しかし、「後遺症」という場合は、通常、「続発症」を含んでいる。「頭部外傷後遺症」は、中枢神経、末梢神経、脳血管の損傷による身体的症状、すなわち植物状態、外傷性てんかん、片麻痺、外傷性脳動脈瘤、慢性硬膜下血腫、あるいは視力障害や聴力障害などの脳神経症状などの他、知能障害、易興奮性、記名力低下などの精神知的活動の障害もある。「頭部外傷後遺症」は、生命の危険に直結するような重篤なものから、「疲れやすい」といったような他覚的所見の乏しいものまである。「頭部外傷後遺症」は、頭蓋骨陥没骨折のような目で形が見えるものと、「天候の悪いときの頭痛」のように、目で形が見えないものに分けることもできる。後者は、「いわゆる頭部外傷後遺症」で、日常よく遭遇するものである。

ここでは、重要な「頭部外傷後遺症」のひとつである「慢性硬膜下血腫」を述べよう。

■慢性硬膜下血腫

病気には、急性のものと慢性のものがあることは、誰でも知っている。気管支炎のように、急性のものが再発を繰り返して、あるいは長引いて慢性の病気になるのは、よくあることである。ところが、慢性硬膜下血腫というのは、名前こそ、慢性とついているが、急性硬膜下血腫が長引いた結果のものとはまったく違う。急性硬膜下血腫は、その構造だけからみると、脳全体を覆う硬い膜と脳表面との間に、単に出血した血液が貯留しただけのものである。これに反して、慢性硬膜下血腫とは、硬膜と脳表面の間に、中に液体を入れた薄い袋のようなものができて、その中に出血を繰り返しながら、袋全体が大きくなってゆく性状のものである。病状もまったく違う。急性硬膜下血腫は、頭を打って、直後から、あるいは数時間して意識障害が進行して、そのままであれば、短期間内に死に至る性質のものであることは前述の通りである。

慢性硬膜下血腫は、頭を打ってから、三週間から数箇月の間にだんだん症状が出てくる。頭の外傷も、意識をなくすか、なくさないかの軽い怪我の場合のことが多い。中には、頭を打ったことを忘れていたりすることもある。また、頭の怪我がなくて発生したと思われる例もあるが、頭の怪我の後にできるのは、疑いのない事実である。

慢性硬膜下血腫は、乳幼児と壮年以降、とくに老人に多く発生する。私は、学童期に発生した例には遭遇したことがない。発生の男女比は、六対一で、男性に断然多い。八〇パーセントは片側に発生し、二〇パーセントは両側にできる。

主な症状は、頭痛、片麻痺、意識障害であるが、実際的には、これらの症状が組み合さって、多彩な病状が現れる。とくに、老年期のものは、性格変化、無気力、怠惰、記銘力障害、見当識の障害などが出現する。これらの病状から、脳卒中、脳腫瘍などの病気に間違えられやすい。また、精神病が疑われる例も珍しいことではない。強いて、慢性硬膜下血腫の特徴をあげれば、意識障害が動揺することであろう。ただ、この確認は容易ではない。慢性硬膜下血腫の確定診断は、かつては脳血管撮影によって行われていた。しかも、今と違って、頸の頸動脈に直接針を刺して、造影剤を急速に注入して頭を撮影していた。この方法は、かなりの技術を要するし、危険性も皆無ではない。

それに比べれば、今日では、CTで診断（**図7**）は容易であるし、危険性はまったくない。ほとんどは、CTで確定診断ができるが、ただ、両側性のものの一部は、CTで診断困難な例もある。そのような場合は、MRIを用いれば確定診断ができる（**図8**）。

慢性硬膜下血腫は、薬物投与により治癒する場合があるが、厚い血腫では限界がある。治療法の基本は手術療法である。手術方法としては、頭の皮を切開して、骨に穴を開けて硬膜と被膜を切開して、血腫を洗い流す方法が多く用いられる。この方法は局所麻酔でも可能である。増大しつつある血腫は、そのままにしておけば、患者が死亡するので緊急的に手術を行う。手術後、再発するこ

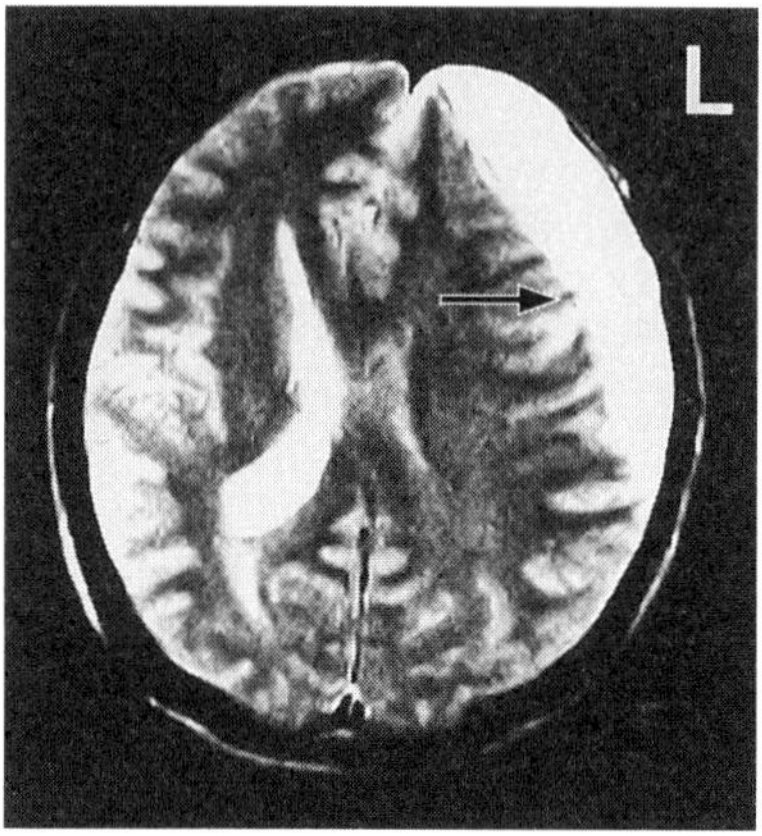

図7　慢性硬膜下血腫のMRI／矢印が血腫を示す

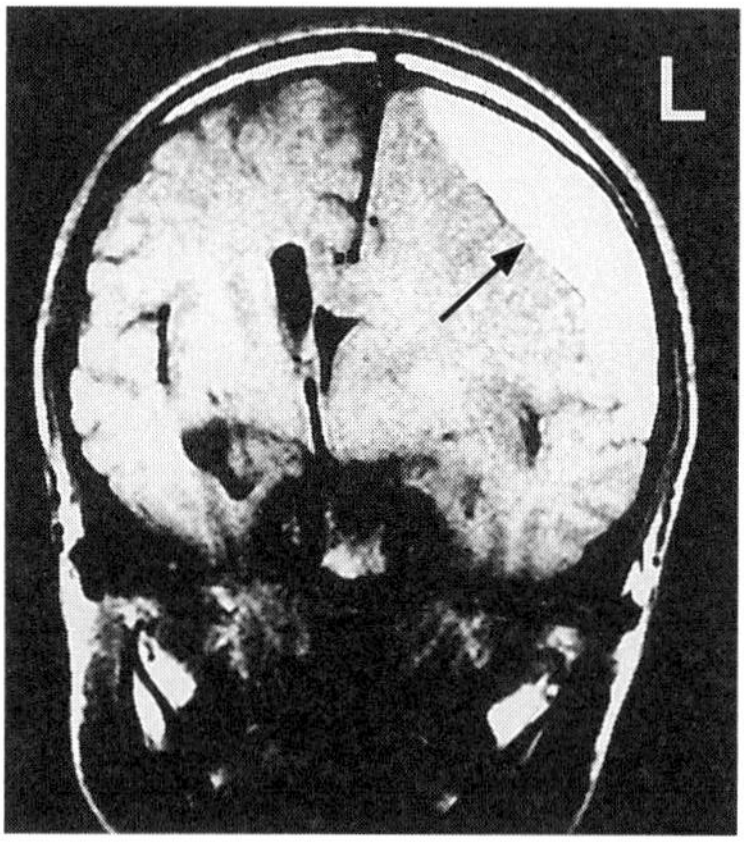

図8　慢性硬膜下血腫のMRI／矢印が血腫を示す

ともあるが、一般的に手術の予後は非常によい。

■いわゆる「頭部外傷後遺症」

「いわゆる頭部外傷後遺症」は、身体的他覚的所見が捉えにくいものがあり、重症頭部外傷後のみならず、軽症頭部外傷後にも見られる。これらは頭痛、頸部痛、めまい、難聴、眼調節障害などの他に、易興奮性、不安、うつ状態、睡眠障害、人格変化などの精神症状、記名力低下、集中力低下、反応遅鈍などの知的障害である。これらの症状は、心因性の要素が加味されている場合も少なくないが、最近では、高次脳機能障害による認知障害、行動障害が注目されている。

頭部外傷を受けて救命され、一見他覚的所見はみられないような状態まで回復、退院して職場に復帰したままではよいが、些細なことで怒りやすくなったり、受傷以前のようなよい対人関係ができないような状態で、本人はもとより、その家族も困っているような例が少なくないことが問題になっている。しかも、頭部外傷患者は、脳血管障害後遺症に比べて平均年齢がはるかに若く、将来性がある人々が多い点からも重要な社会問題である。これらの高次脳機能障害に対しては、わが国でも認知リハビリテーションが積極的に行われるようになった。

ただ、「いわゆる頭部外傷後遺症」患者のすべてが高次脳機能障害というわけではなく、中には軽症頭部外傷患者で、頭痛の原因が頭の神経痛のこともあり、適当な投薬や局所麻酔剤による注射がよく奏効するような例もあることも事実である。

重要なことは、症状によっては臨床心理学などの多分野からの詳しい検査で評価を行い、もっとも適したアプローチを選択し実行することであろう。このような患者が住む地域で、医療のみならず組織的に福祉、保障、職業斡旋などを援助する必要があろう。また、患者、家族および医療関係者の連携も重要で、患者を支える会が名古屋を初め、神奈川、北海道、福岡に設立され活動している。

第九章
てんかん

Ⅰ　「てんかん」とは

小学校五年生の頃だったと思う。休み時間に上級生が大声をあげて廊下で倒れたかと思うと、両手を真っ直ぐに伸ばし動かない。そのうち、その手を揺さぶり口から泡を吹き出した。顔色は、どす黒くなっていた。何が起ったのか。小学生には判断のしようがなかった。見るも恐ろしい状態であったことを覚えている。これが「てんかん」の大発作だと知ったのは、医学を学んでからである。

ヒポクラテスの時代には、「てんかん」は聖なる病といわれたように、神や超自然の何者かの影響で起きると考えられていた。しかし、ヒポクラテスは、けいれんが神や聖者の所業であることを否定していた。西洋では、「てんかん」をもつ人は、治療として、体を傷つけて出血させられたり、熱い棒や煮えたぎった油で、頭皮や骨を焼かれたりする酷い処遇を受けていたと記されている。教会の力が強まる時期になると、「てんかん」の悪魔説が現れ、魔女、悪魔や精気が原因と思われた。

悪魔を排斥するために、「てんかん」患者が押さえつけられている図を見た人も多いであろう。ルネッサンスになると、「てんかん」は脳に特殊な病的変化があると考えられるようになった。

今日の知識では、「てんかん」とは、一言でいうならば、一時的な脳の電気活動が乱れて嵐になった状態といえる。電気活動の異常がわかったのは、ドイツの精神科医ハンス・ベルガーが、一九二九年にヒトの脳波を記録してからといえる。しかし、彼の最初のいくつかの論文は生理学者や神経学者には受け入れられなかった。一九三七年、パリで開かれた第一回国際心理学会の席上で、ようやくその業績に対して称賛を受けることができた。彼は一九四一年、脳波が神経学的補助診断法として隆盛する日を見ずに世を去った。

「てんかん」の分類には、国際的なものがあるが、かなり複雑である。以前から「てんかん」は「真性てんかん」と「症候性てんかん」に大別される。前者は、通常の「てんかん」で、その原因は、はっきりしない。出産のときの何らかの異常によると考えられているが、脳を肉眼でみても変化はない。「症候性てんかん」は、脳腫瘍や頭部外傷などの原因があって起ってくるものをいう。「真性てんかん」の七〇～八〇%の人が二〇歳までの間に発作を起してくる。われわれの学生時代に、三〇歳を過ぎてから「てんかん」が初発したならば、まず、脳腫瘍を疑えと教えられたが、その通りである。「てんかん」は、遺伝するのではないかと心配する人があるが、人によっては、けいれんの閾値が低い素因（刺激によってけいれんを起しやすさ）はあるかも知れないが、遺伝は、特別なものを除いて、はっきりしたものではない。

Ⅱ　「てんかん」の型

「てんかん」の発作には、いろいろの型がある。まず、部分発作と全般発作に分けられている。部分発作には、意識障害があるものと意識障害がないものがある。日常、よくみる全般発作の中の強直・間代発作は、急に意識を失い転倒する。眼を開き眼球を上転させ歯を食いしばって、反り返り四肢を伸展させる（強直けいれん）。約一〇秒の後、今度は全身、とくに上下肢のけいれんが繰り返される。呼吸は停止して、顔面が赤紫色になる（チアノーゼ）。瞳孔は散大し、しばしば尿失禁をきたす。けいれんが収まると、数分間深い睡眠におちいる。通常は一回きりの発作であるが、ときに、てんかん重積状態といって、「てんかん」発作が反復する場合があり、早急に治療しなければ危険な状態になる。

欠神発作は小発作とも呼ばれるもので、声を出して本を読んでいて急に数秒間読むのが停止したり鉛筆を落したりする型である。複雑部分発作（側頭葉てんかん）は、夢遊病者のような行動をとる。

Ⅲ　「てんかん」の診断

てんかんの診断の第一は、医師が発作を目撃することであるが、入院患者を除いて、その機会は、そうあるものではない。そこで、脳波検査が必要となる。よく、「頭を怪我したので、脳波検査をしてほしい」と外来にくる患者さんがあるが、そのような場合、脳波検査しても頭部外傷による脳損傷の情報が得られる例は非常に少なく、診断的価値はほとんどない。脳波検査がもっとも威力を発揮するのは、「てんかん」の診断である。しかし、一回だけの脳波検査では、はっきりしないことも少なくない。臨床的には、「てんかん」に間違いないが、通常の脳波検査では、異常がみられないこともある。また、逆に脳波では、明らかな「てんかん」のパターンを示しているのに、けいれん発作は起らないという場合もあり得る。言葉を変えていうならば、脳波異常を伴わない「てんかん」患者と、脳波異常を伴う「てんかん」でない人が存在するということである。ここに診断の難しさがある。こうなってくると、脳波検査は、ある場合には「てんかん」の診断に威力を発揮するが、あくまで補助診断法のひとつで、最終的には家族や発作時の目撃者からの情報が不可欠で、医師の臨床的判定によるといわざるをえない。

頭部単純X線撮影（頭蓋骨陥没骨折の存否）、CT、MRIなどの神経放射線学的検査は、頭部外傷や脳腫瘍、脳血管異常などによる症候性てんかんの診断に不可欠である。

Ⅳ 「てんかん」の治療

「てんかん」と診断されたら、そのショックは大きいであろう。いつ、発作が起るかも知れない不安と社会生活での制限が、まず、頭に浮ぶであろう。

しかし、多くの患者は発作は起らないように、コントロールできるし、社会生活の、ある程度の制限は考えようによる。たとえば、強い近視の人は、飛行機のパイロットにはなれないという制限はあるが、眼鏡を用いることによって、日常生活に支障がないのと同じである。社会生活に制限がまったくない人など有り得るだろうか。

■発作時の処置

「てんかん」の大発作を初めて見た人はあわててしまって、どうしたらよいかわからないのが普通である。危険な場所で倒れていたならば、近くの安全な場所に移してやるのがよい。衣服をゆるめてやってもよい。仰向けになって吐いていたら、顔を横に向けてやる程度のことでよい。発作は間もなくおさまる。よく、発作時に舌を噛まないように、布切れなどを口の中に入れてやれと本に書いてあるが、くいしばった口を開けられるものではない。また、器具で無理にこじ開けようとすると、歯が折れてしまう。そのようなことはしてはならない。私は、けいれん発作時に舌から大量の出血があった例を見たことはない。

■薬物療法

てんかんの治療法の基本は薬物療法である。医師は適当な薬物を探す。「てんかん」発作の型により、適当な薬物が選択される。薬物の服用開始時に、軽い眠気、ふらつきがあるが、通常、これらの症状は数日で消退する。薬の効果が十分に現れるでには、一〜二週間かかる。「てんかん」の薬には、副作用がないわけではない。副作用は薬によって異なるが、歯茎のはれ、平衡感覚の障害、小脳症状、白血球の減少、肝臓機能障害などが副作用である。また、まれに、ひどい皮膚の発疹が出現したりする。医師は定期的に、これらの副作用をチェックする。

ここできわめて大切なことを述べておこう。薬がよく奏功し、けいれんが起らなくなったときに、落し穴がある。けいれんが起らないので、もう、よくなっただろうと自分勝手に判断して薬を止めてしまう人がよくある。すると、ひどいけいれんを起して、救急車で運びこまれるという結果になる。来院時、けいれんは止まっていることが多いが、中には、けいれんが繰り返し起り、「てんかん」重積症になり危険な状態になることだってある。絶対に自分勝手に薬を止めてはならない。このことは、患者本人も家族の人も肝に銘じておく必要がある。

「症候性てんかん」で、原因が脳腫瘍などの場合には、手術療法が考えられる。しかし、その場合でも、薬物療法は併用しなければならない。

■手術療法

「てんかん」の手術は、適当な薬物療法を行っているにもかかわらず、発作が抑制されない難治性てんかんの場合に考慮される。

手術療法を行うにあたり、もっとも重要なのは、正確な焦点の局在診断である。そのためには、頭蓋内に電極を入れて脳波を記録する方法が用いられる。

手術目的は、①「てんかん」の発生源である焦点を切除する。②焦点からの発作性異常波の伝搬を遮断する。③運動機能に抑制的に働く他の脳の部位を電気的に刺激して、「てんかん」発作の発現と伝搬を抑える。①としては、陥没骨折による焦点や限局性の脳腫瘍などを切除する焦点切除法は、もっとも効果的で確実な方法である。しかし、切除しても神経脱落症状を残さない部位に限られる。その他、側頭葉切除や大脳半球切除術がある。②には定位脳手術などがある。③としては、小脳に電極を植え込んで刺激したり、頸部に電極を植え込んで迷走神経を刺激する方法がある。

■日常生活・妊娠

「てんかん」は差別されるような病気では絶対ない。これは明白なことである。しかし、現実には、主として誤解から患者は特別な扱いを受けることが少なくない。

とくに学童で問題がある。その子供に「てんかん」があるとわかると、万一のことがあると責任を問われることになるので、学校は危険なことは避けるようになり、普通の子供がする水泳や陸上競技は一切禁止される傾向にある。その子供としては、他の子供たちと同じように扱ってもらいたいのに真に不本意である。学校側と患者の家族が、よく話し合って方法を見出す必要があるのではないだろうか。成人の場合、社会生活に、ある程度の制限を受けるのは、どうしてもやむを得ない。その第一は車の運転である。運転中に、もし発作が起ったならば、自分自身の危険のみならず、他人を障害する危険が大である。車の運転は、わが国では法律で禁じられている。わが国でも車の免許をもたない人々は大勢いるので、免許がなくても、不便であるが生活できないわけではない。また、刃物や火を扱う職業も制限される。調理師、栄養士、理容師、美容師の免許は与えられない。また、高い所に登ってやるような仕事は避ける必要がある。

女性が妊娠したときはどうか。これは、安全に出産できるか、抗てんかん薬で奇形児が生れないか、授乳は大丈夫かの問題に分けられると思う。まず、「てんかん」をもつ女性の約九〇パーセントは妊娠合併症を起すことなく、健常の子供を出産できる。しかし、抗てんかん薬治療を受けている母親から生れる子供には、大奇形、小奇形や形態異常のリスクが「てんかん」をもたない女性に比べて、二〜三倍高いとされている。抗てんかん薬は、薬剤の種類によっても異なる。ミノアレビアチンが催奇形性がもっとも強く、妊婦には、投与禁忌とされている。アレビアチンも催奇形性がある。フェノバールでは頻度が少ない。

妊娠に先立って、抗てんかん薬の変更を必要とすることもある。大奇形発生のもっとも危険な時期は妊娠三〜八週の器官形成期であるから、この時期を知らずに過ぎてしまうことを防ぐために、計画出産が望ましい。要するに、妊娠についての問題は、個人で微妙に異なるので、必ず医師に相談してほしい。

第十章
脳腫瘍

I　脳腫瘍のあらまし

腫瘍という言葉は、日常、よく聞かれる。医学的にいうと、腫瘍とは自律性をもった過剰な組織の発育と定義されている。自律性とは、発生した組織とは無関係に、他から制御を受けることなくどんどん増殖してゆくという意味である。腫瘍としての新生細胞群は、遺伝子レベルで変異を生じた異常な細胞群で、原則として不可逆性の変化である。

脳腫瘍とは、頭蓋内組織から発生する新生物群と、頭蓋内にみられる転移性腫瘍である。脳腫瘍は、一般には、あまり知られている病気ではないが、米国のジャーナリスト、ジョン・ガンサーが、息子の脳腫瘍を書いた、『死よ、奢るなかれ』は世界中に広く読まれている。脳腫瘍の原因は不明であるが、遺伝形質はしだいにわかりつつあり、脳腫瘍の発生と関係する遺伝子の解明が続けられている。また、一方、ウイルスによる脳腫瘍の発生は、実験的によく知られている。

脳腫瘍の発生頻度は、人口一〇万人に対して、約一〇人といわれている。発生は、小児から高齢者までで、その年代特有の腫瘍もある。性差も脳腫瘍の種類によって異なる。後で述べる髄膜腫では男女比が一対二で、女性は男性の二倍の発生率である。脳腫瘍の悪性度もさまざまで、どんどん分裂して増殖し、脳を破壊してゆくものから、大きくなれば脳を圧迫するが、本来良性で、おとなしいタイプのものまである。

脳腫瘍の分類は、歴史的なものがあり、分類そのものが研究の対象であるが、ここでは簡単に原発性脳腫瘍と転移性脳腫瘍に大別しておこう。原発性脳腫瘍は、さらに脳実質内腫瘍と脳実質外腫瘍に分けられる。脳実質内腫瘍は、グリオーマに代表される。グリオーマ（神経膠腫）は、全脳腫瘍の中ではもっとも多く、全体の約三分の一を占める。異型性が強く悪性のもの（神経膠芽腫）から、よく分化して異型性の少ないものまで幅が広い。これらの腫瘍は周囲組織に浸潤性に発育し、診断されたときには広範囲に進展して、全摘出が不可能であるのが普通である。悪性度の高い神経膠芽腫と髄芽腫をみてみると、神経膠芽腫は小児にもあるが、ピークは五〇～六〇歳にある。髄芽腫は小児に好発し、そのピークは五～九歳で、中・高年には、まず発生し

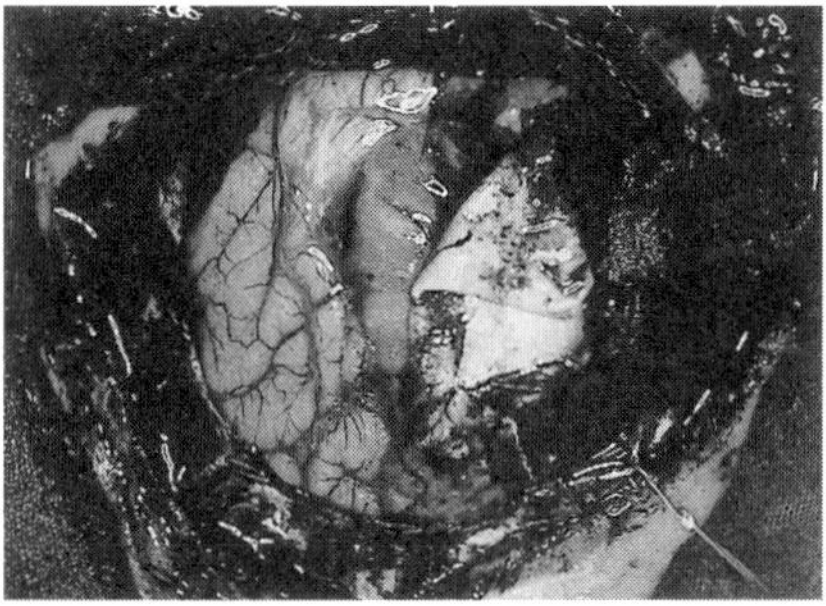

図1　髄膜腫の手術／腫瘍が硬膜に癒着している

ない。

実質外腫瘍は、髄膜や神経鞘から発生する髄膜腫（**図1**）と神経鞘腫が代表的である。これらは周囲組織と境界を保ちながら発育するので、全摘出が可能である（**図2**）。ただ、脳幹部に近接するものは摘出が制限される。ときに悪性化するものもあるが、本来は良性腫瘍である。下垂体腫瘍も実質外腫瘍である。

転移性腫瘍は、肺癌からのものが多く、乳癌や消化器癌がこれに次ぐ。高齢者に好発し、一個の病巣の単発性と二個以上の病巣がある多発性がある。

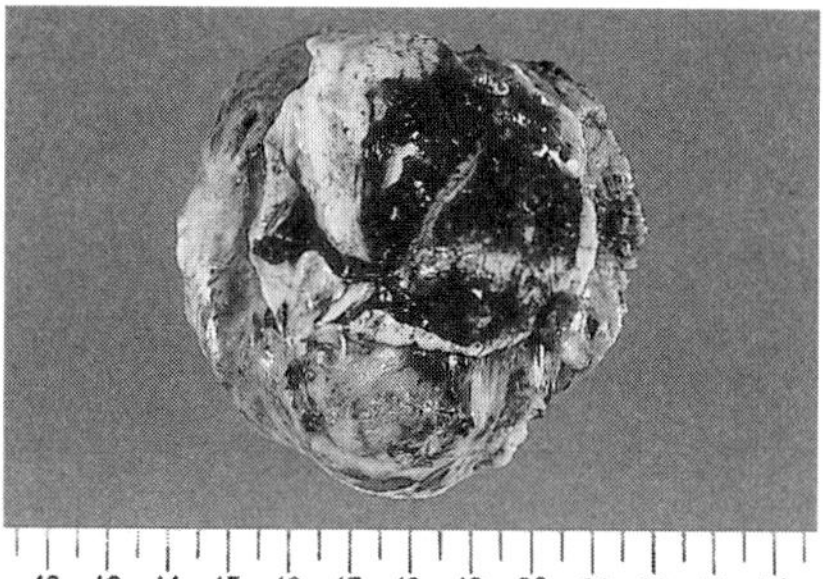

図2　全摘した髄膜腫

Ⅱ　脳腫瘍の症状

脳腫瘍の症状は、それこそ多彩で、何頁費やしても書ききれないくらいである。慢性頭蓋内亢進症状の頭痛、嘔吐、および「うっ血乳頭」が脳腫瘍の三徴候といわれて有名であるが、初期には、これらのすべての症状がそろうことは、むしろ少ない。頭痛は夜間眠っているときの痛みを感じることが多い。これは、眠っているときは頭蓋内圧が高くなるからである。けいれん発作も、脳腫瘍の一般症状として重要である。

局所症状は、脳腫瘍の発生部位によって異なる。前頭葉では精神異常や人格変化が初期にみられ、頭頂葉では、しばしば運動麻痺といった具合である。下垂体腺腫では末端肥大、不妊、乳汁分泌などの内分泌症状が初発症状になることがある。聴神経腫瘍では聴力低下や耳鳴りをきたす。とにかく神経症状は多彩で、正確に所見をつかむことが要求される。

Ⅲ　診断・治療

病歴を聞き、ハンマーやペンライトなどを使用する神経学的診察法で脳腫瘍が疑われたら、第二章で述べたCT、MRI、その他の補助検査法を選択して診断を決定する。今日の進歩した診断技術は、脳腫瘍の正確な部位、広がり、周囲組織との関係、脳腫瘍の種類、性質までも示してくれる。

特定の腫瘍細胞によって特異的に産生されて、分泌される蛋白質や化学物質は、腫瘍マーカーと呼ばれ、診断や病気の経過を知る目的で検索される。ある種の脳腫瘍では、腫瘍マーカーの検索が行われる。

治療法には、手術、化学療法、放射線療法、免疫療法、遺伝子療法などがあるが、基本的なものは腫瘍の摘出手術である。手術と他の治療法を組み合せるのが普通である。

今日では、手術用顕微鏡、超音波粉砕装置（キューサー）、神経内視鏡、レーザー等を使用して摘出手術が行われる。

転移性腫瘍で多発性の病巣は、ガンマナイフなどの局所放射線療法がよい適応となる。

Ⅳ　治療成績

脳腫瘍全体の治療後の五年生存率は、六五パーセントをこえている。髄膜腫のような良性のものは九五パーセントをこえるが、神経膠腫全体では三八パーセント、もっとも悪性の膠芽腫は七パーセント、転移性腫瘍は六パーセントの成績が出ている。悪性脳腫瘍、転移性脳腫瘍の治療成績をいかにして上げるかが、今後の課題である。

Ⅴ　脳腫瘍手術の歴史

脳腫瘍の手術は、近代脳神経外科の始まりといってよい。一八七九年には、英国グラスゴー大学のウイリアム・マッキュウエン（一八四八〜一九二九）が脳腫瘍の手術に成功した。また、ロンドンで、リックマン・J・ゴッドリーにより、神経膠腫の手術が行われている。脊髄腫瘍はロンドンのビクター・ホースレイ（一八五七〜一九一六）により行われた。その後、英国で起った脳神経外科はヨーロッパに広がっていった。しかし、なんといっても現代脳神経外科学を築いたのは、米国のハーヴィー・W・クッシング（一八六九～一九三九）である。彼はボストンのピーター・ベント・ブリガム病院の主任教授として診療に従事したが、生涯に約二〇〇〇例の脳腫瘍の手術を行い、記録を書き残した。当時は気管内挿管による全身麻酔はなく、大量輸血の技術もなく、頭蓋内圧下降剤もないような条件下で手術を行い、驚異的に良好な手術成績を収めている。これらの成果は名著、『頭蓋内腫瘍』に記されている。彼は今日、われわれが使用している止血用のクリップや電気メスを開発した。クッシングの下には、ヨーロッパから脳神経外科医が留学し、帰国して現代脳神経外科を広めていった。英国のジェファーソン、ドット、ケーンズ、スウェーデンのオリバクロナなどは、クッシングに学んだ世界的に著名な脳神経外科医である。こうして、英国で起った脳神経外科は、米国で完成され、ふたたび英国に帰り花開くことになる。

クッシングは天才的な人であったが、大学生時代、英単語の綴りは、苦手でよく間違えていた。アインシュタインが釣り銭の計算ができなかったという話や、クッシングの綴りの間違いなどは、われわれ凡人には非常に親しみのある話である。

一九〇五年（明治三八年）一〇月二〇日、福岡医科大学（九大）の三宅速は二七歳男子の脳腫瘍の摘出手術に成功した。これが、わが国での最初の脳腫瘍手術成功例である。論文には「グリオーマ」の摘出と報告されているが、その記載から、現在の知見からは血管に富む髄膜腫であった可能性も否定できない。

第十一章

俺の顔が…

「俺の顔を潰した」という言葉は世間で、よく使われる。本当に顔が潰されたならば、それは重症顔面外傷ということになる。交通事故などによる顔面外傷の診療の機会は少なくないが、ここでは、われわれ脳神経外科医がよく遭遇する、三叉神経痛、顔面けいれん、および顔面麻痺などの顔の病気について述べよう。

I　顔の痛み

まず、三叉神経痛について述べよう。三叉神経痛という言葉は、聞き馴れない言葉であろう。顔の痛みといえば、ああ、顔面神経痛のことかと納得する人もいるだろう。しかし、顔面神経痛という言葉は間違いで、医学的な表現ではない。その理由は顔面神経は痛みを感じる神経でなくて、顔の表情などの運動を司る神経だからである。

顔の知覚は三叉神経が司っている。三叉神経痛というのは、人類が知り得る最大の痛みの一つといわれる。中には、その痛みのために自殺を考える人さえあるという。

三叉神経痛は、顔の半分が突然痛くなる。右側の痛みが多い。歯茎などに舌が触れたときに痛くなるのが普通である。その痛みの引き金になる部位は、人によって違うが、個人では一定している。痛みの時間は、一〜二分程度で収まり、また痛みが繰り返される。検査しても客観的には異常はみられない。三叉神経痛は、若い人には、まずない。中・高年の人に初発し、男より女に多い。三叉神経痛の発生率は、米国では一〇万人に対して、男二・七、女五・二人程度であるという。

三叉神経痛は古くから知られていた。一六七七年、ジョーン・ロックによって初めて記載されたという。三叉神経は、非常に重要な脳幹部の一部である菱脳に発し、橋という部分から出て、頭蓋内を前方に進む。そして頭蓋底で膨らむ。その膨らんだ部分は、半月神経節（ガッセル神経節）と呼ばれる。半月神経節から大きな三本の枝に分れる。おのおのの枝は、頭蓋骨の隙間や穴から外に出て顔に分布する。三叉神経痛の原因はわからなかったが、その激痛を止める治療法が追求された。この痛みは通常の鎮痛剤では効果がない。カルマバゼピンという薬が、よく奏効する。たしかに初期の段階では、この薬でコントロールできるし、人によっては長期間痛みから開放される。約半数は一〇年後も依然として、カルマバゼピンの効果が持続していたとの報告もある。カルマバゼピン以外にも、効果がある薬物が数種ある。

神経や神経節に直接針をさして、ブロックする方法も発達してきた。この方法でも、かなりよく痛みをコントロールできる。高周波電気熱凝固術も、有効な方法として国際的に広く用いられている。三叉神経にメスを入れる外科療法も種々なものが行われてきた。脳腫瘍、脳動脈瘤や頭部外傷などが原因である三叉神経痛は、症候性三叉神経痛と呼ばれ、原因不明の三叉神経痛は特発性三叉神経痛と呼ばれていた。一九六七年、特発性三叉神経痛の原因は、頭蓋内で脳血管が三叉神経を圧迫しているのが原因であることが明らかにされた。そして、手術により、その圧迫を除いてやれば、痛みをとることができることが知られるようになった。それ以来、この手術法は神経血管減圧術と呼ばれ、三叉神経痛の根治療法としての地位を確立した。現在、この治療法が世界的に広く行われている。しかし、これまでの薬物療法や神経ブロックなども捨てたものではない。三叉神経痛であれば、ただちに手術を行うのではなくて、一応、薬物療法を試みるのが妥当であろうと思う。

Ⅱ　顔のけいれん

顔半分の筋肉、とくに眼のまわりの筋肉がぴくぴくとけいれんを起し、それが反復する顔面けいれんと呼ばれる病気がある。通常、四〇歳以上の人にみられるが、若い人にもあり得る。圧倒的に女性に多い。人の前に出るとか、人と話をするときに、緊張して症状が顕著になりやすい。症状が進行しても生命に別状はないが、人の前に出られなくなったり、職業上でも制限を受け患者本人にとっては大きな悩みである。

顔面けいれんの原因は、長い間不明であった。そのため確実な治療法もなかった。ところが、近年になって、その原因は、脳の血管による顔面神経起始部の圧迫によることが判明した。一九六二年、ガードナーは、三叉神経痛の場合と同様に、手術によって顔面神経の血管による圧迫をとり除き、顔面けいれんの治療を行った。また、一九六七年ごろより、ジャネッタは、手術用顕微鏡を用いて、その圧迫を除く手術を行い、顔面けいれんの根治手術療法を完成させた。それ以来、この根治療法が広く行われるようになった。

一方、ボツリヌス菌の毒素の局所注射が、顔面けいれんにきわめて効果的であることが発見された。ボツリヌス菌といえば、人を死に至らしめる恐ろしい食中毒の原因菌である。わが国では、東北地方で起きた魚肉によるイズシ中毒、九州で起きた芥子レンコンによる中毒がよく知られている。ファン・エルメンゲムは、一八九六年、ベルギーでの生ハムによる集団中毒を調べて、ボツリヌス菌を発見命名した。この菌は芽胞をもつ。芽胞は物理化学的処理に対する抵抗がきわめて強く、一〇〇度の加熱にも、かなりの時間耐えることができるし、また乾燥にも強い。芽胞は細菌の一種の耐久型で、培養条件の悪い場合に形成されるが、適当な環境になると、ふたたび細菌に復帰して増殖する。ボツリヌス菌の芽胞を死滅させるのには、三〜五時間もかかるという。産生する毒素により、この菌には、A〜Gまでの七型がある。A、Bは毒力が強い。菌体内に毒素をつくり、菌が溶解したときに、その毒素は体外に放出される。毒素は蛋白質分解酵素により活性化される。毒素は、末梢神経の神経・筋接合部に作用して、アセチルコリンの放出を抑制し弛緩麻痺を起す。この菌は土壌中に広く分布する。この菌に汚染された肉類などが加工されたとき、加熱が不十分であると嫌気状態で発育し、毒素を食品中に排出する。これらの食品を摂取すると、中毒を起して弛緩麻痺になり、嚥下困難や呼吸麻痺を起す。発病までの時間は比較的短く、そのとき間が短いほど死亡率が高いという。治療として、抗毒素血清が用いられるが、その効果は疑問視されている。

この猛毒のボツリヌス菌毒素（ボツリヌスA毒素）の少量を眼のまわりの筋肉に注射して、けいれんを止めるわけである。まさに毒をもって毒を制するアイデアである。この薬の使用は、わが国では一九九六年に承認された。ただ、限られた施設でのみで使用できる。各地の大学病院などが承認されている。効果は通常三〜六箇月で、繰り返す必要がある。

以上述べたような、二つの画期的な治療法の開発で、顔面けいれんで悩む必要はなくなった。患者にとっての大きな朗報である。

眼瞼けいれんは、原因不明の両眼瞼のけいれんで、六〇歳以上の女性に多い。ボツリヌスA毒素注射が特効的である。眼瞼けいれんに口のまわりの不随意運動を伴ったものは、メージュ症候群と呼ばれている。

Ⅲ　顔の歪み

ある日、自分の顔がゆがんでいるのを発見したら、大きな驚きとともに、深い悲しみと不安に襲われるに違いない。顔のゆがみ—顔面神経麻痺には、脳卒中のときに起る中枢性顔面神経麻痺と末梢性顔面神経麻痺がある。この末梢性顔面神経麻痺の約七〇パーセントは、原因不明の特発性末梢性顔面神経麻痺である。この麻痺は、通常、ベル麻痺と呼ばれている。

その名前は、スコットランドの解剖学者サー・チャールス・ベル（一七七四～一八四二）に因んで名づけられたものである。

ベル麻痺の原因は、はっきりと証明されていないが、ウイルス感染よるであろうとの考えがある。この病気は、いずれの年齢にも起るが、二〇～四〇歳代に比較的多い。必ずしも冬に多くみられるとは限らない。どの季節でも発症する。通常、急激に片側に麻痺が起る。麻痺が起る前に、しばしば耳の前あるいは後ろに痛みが起る。顔の筋肉は麻痺して、ひたいの皺は消失する。眉毛が下がり、麻痺側の唇の線が下がって、斜めになる。両眼を閉じようとすると、麻痺側の眼が閉じられずに、眼球が上に転じ白眼が見える（**図1**）。舌の前三分の二の味覚障害が起り、唾液の分泌が減退し、涙の分泌が障害され、聴覚過敏などの症状が現れることがある。

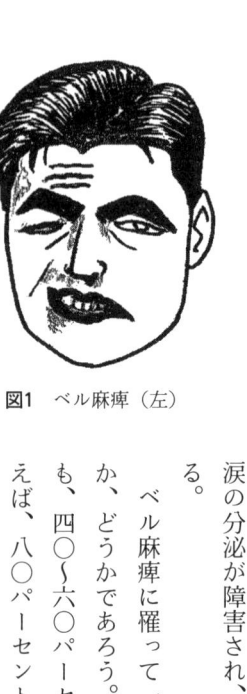

図1　ベル麻痺（左）

ベル麻痺に罹って一番心配なことは、顔の歪みが回復するか、どうかであろう。幸いにして、ベル麻痺は治療しなくても、四〇～六〇パーセントの回復率がある。また、治療を行えば、八〇パーセント前後は回復するといわれている。回復するか、どうかは神経障害の重症度によって決る。重症度は顔面神経の変性（ワーラー変性という）の程度による。変性の程度は、発症後、八日を過ぎれば、誘発筋電図で確実に判定できるという。変性の程度が軽ければ治癒し、非常に高度であれば治癒は困難ということになる。

実際的には、発症後数日以内に少しでも回復の兆があれば回復するし、三週間経てもまったく回復の兆しがなければ、回復は困難のようである。

薬物療法の中心は、ステロイドの大量点滴療法である。ただ、ステロイドが局所に十分到達しないことも考えられるので、他の薬剤を併用する方法が効果がある。また、ウイルス感染を想定しての抗ウイルス剤の併用も評価されつつある現状である。

補助的療法として、局所麻酔剤注射で、頸にある交感神経節である星状神経節をブロックをしてやる方法もある。患者自身の手を使って行う回復訓練も治療の一手段である。私は患者に、この回復訓練の方法を教え積極的に実行することをすすめることにしている。これまでの経験から、効果があるように思っている。

不幸にして、まったく回復の兆しがない場合でも、諦めるのはまだ早い。今日の進歩した形成外科による再建手術が残されている。

Ⅳ　眼は口ほどに

「眼は口ほどにものをいう」の諺がある。眼をみれば相手の心の動きがわかるというものである。眼をみれば心の動きがわかるように、脳の病気のときには、眼は非常に大事な症状を示していることが多い。極端な場合は、眼をみるだけで脳の病気の診断がつくこともある。脳の病気を扱う神経内科や脳神経外科では、専門医になるために眼をみる訓練が非常に重要視される。眼の異常は、大きく分けて眼の見え方の異常、眼の形の異常、および眼の運動の異常がある。もちろん、これらの異常は単独だけのこともあるが、組み合せが普通である。眼の見え方の異常としては、眼の調節障害である老視や、屈折障害である近視や乱視、眼精疲労、あるいは白内障や網膜剥離などの眼科的疾患が主である。頭（脳）の病気からくる眼の見え方の異常としては、見える範囲が小さくなる異常（視野異常）がある。よくあるのは、脳下垂体の腫瘍のときである。典型的な場合は、両方の視野の外側が見えなくなる。横からきた自転車が見えなかったというようなこともよく聞く。

脳の後ろの部分－後頭葉に脳梗塞が起れば、それに相当する視野の欠損が現れる。高年の人で、急に眼が見えなくなり、数分のうちに、また見えるようになる発作があれば、頸動脈の循環障害・閉鎖による視力障害の疑いが強いので、診断を急ぐ必要がある。比較的短期日の間に、急に視力が落ちてくる場合は、多発性硬化症のこともある。この場合も至急治療を要する。眼の形の異常としては、瞳孔の異常が重要である。パラチオン（農薬）中毒のときには、両方の瞳孔が非常に小さくなる（縮瞳）。逆にボツリヌス中毒では両瞳孔が大きくなる（散瞳）。

頭部外傷の場合、片方の瞳孔が大きい場合は、眼を直接打ったためのこともあり得る。しかし、瞳孔がだんだん大きくなってくるときは、頭の中に血がたまりつつある状態を示すので、CT検査を急がなければならない。物が二重に見えるのは、眼球の運動を司る筋肉の麻痺である。眼の運動障害は、頭部外傷の後にも起ることがあるが、頭の怪我がなく、しだいに起ってくるときは、脳腫瘍や多発性硬化症などの病気を考えなければならない。眼球運動の異常として、眼振がある。これは眼球の律動的な往復運動である。律動的といっても、一方には、ゆっくりと動き、反対側には急速に動く。回転性のめまいが出現しているときには、この眼振がみられる。また、眼振は小脳腫瘍の場合に、よくみられるので診断上重要な所見である。

以上、脳の病気から眼の異常を記したが、眼が見えにくくたったり、眩しかったりする場合は、普通は眼そのものの病気である。これらの病気の中には、緑内障や網膜剥離など放置すれば失明に至るものもある。眼になにか異常を感じたならば、自己診断せずに、一刻も早く眼科医を受診されたい。このことを強調しておく。

第十二章
手足のしびれとめまい

どちらも日常遭遇することが非常に多い病気である。放置しておいてよい軽いものから、危ない病気の危険信号のものまである。

Ⅰ　手足のしびれ

動きの激しいミュージシャンの舞台などをみて、若い女の子が「わあー、しびれる」と叫ぶことはよくある。しかし、この「しびれる」という言葉は、人によって、意味するところが違う。ある人は、畳に座って、足がジンジンするのを意味し、別の人は、運動障害を指すといった具合である。医学的には、「しびれる」という言葉には、知覚鈍麻、異常知覚、運動障害の三つがある。知覚鈍麻は、触っても感じが鈍い、一枚皮を被ったようだなどと訴える。異常知覚とは、ジンジンする、ビリビリするなどと訴える。医学的に「しびれ」の原因を探るには、この三つを区別して、「しびれ」の部位と範囲をはっきりさせる必要がある。知覚鈍麻と異常知覚は、知覚障害ということになる。もちろん、知覚異常に運動障害が伴うことは普通である。知覚障害の原因は、羅列すれば、数多くある。それで、例のように、知覚障害の「しびれ」を、脳や脊髄に原因のある中枢性か、あるいは末梢性か、また、生命の危険がある病気による「しびれ」か、生命の危険がない「しびれ」かに分けて追求するのがよい。生命の危険がある「しびれ」は、中枢性のもので、脳、脊髄の腫瘍が第一にあげられる。頭蓋内血腫や脳梗塞も重要である。急性の脊髄や脳の外傷で、知覚障害があれば、どこの部分がやられているのか、その部位診断に役立つ。

生命の危険はない知覚障害には、尺骨神経や正中神経などの圧迫による神経麻痺がまずあげられる。頸の骨の年齢的な変化で起る頸椎症による末梢神経障害も重要である。

中毒や代謝性の病気によって起る末梢神経麻痺は、通常、手袋状か靴下状に知覚異常が起る。しかし、代謝性の病気である糖尿病による末梢神経障害では、いろいろの病状を示すので診断が難しい。タリウム、砒素などの中毒の場合も、知覚障害を起す。鉛中毒は、末梢神経の運動障害を起すが、知覚障害は起こさないとされている。慢性鉛中毒の場合、運動神経、とくに手の「とう骨神経」が侵される。

「うらめしやー」といって出現する日本古来の幽霊は、夏の風物詩のひとつともいえるが、最近は時代遅れになってしまった。幽霊の正体、あるいはモデルは何であろうか。あの幽霊独特の手の形は、「とう骨神経」麻痺の典型的なものである。それは慢性鉛中毒によって起る。その原因は、当時の「おしろい」によると思う。当時の「おしろい」は、鉛でつくられていた。あの、やせ細った幽霊の姿は、なんと推定するか。あれは、まさに結核ではないか。肺結核は、進行するにつれてやせ衰える。足のないのは、どう説明するか。足がなければ、立って移動できない。最初のころは、幽霊に足があったが、怖さを強調するために、足を消したと何かの本で読んだことがある。したがって、日本古来の幽霊は、慢性鉛中毒を合併した、結核の女性と推定できる。さらにいえば、モデルは江戸時代の遊女であったと思われる。遊女は「おしろい」で厚化粧をする必要があったし、結核に感染しやすい環境にいたと考えられるからである。

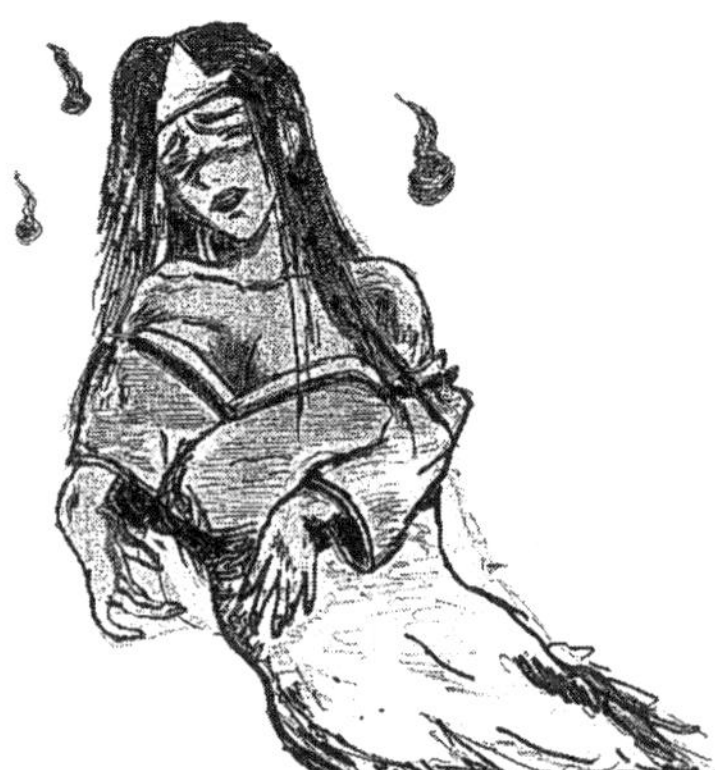

Ⅱ　めまい

「めまい」といえば、アルフレッド・ヒッチコックの映画としても有名である。「めまい」は、日常ありふれた症状である。「めまい」の中で、メニエール病が非常に広く知られている。十九世紀のある年の九月の終わりに、フランスで、一七歳の少女が小雨が混じる肌寒い悪天候のときに、馬車に乗って寒風にさらされながら、夜の更けるまで旅をしていた。その夜、彼女は突然激しい「めまい」を起し、片耳の強い耳鳴りを感じ、まったく耳が聞こえなくなった。その上、三日後には発熱して肺炎を起し、五日目には死亡してしまった。フランスの耳鼻科医のメニエールが、彼女を解剖したところ、脳や脊髄には、まったく病変がみられなかったが、聞こえなくなった側の内耳に出血を発見して、「めまい」の原因は内耳の出血であると確信した。そして、メニエールは、一八六一年に、この発見を学会で発表した。その当時は、反復する「めまい」は脳の病気から起るものだけだと考えられていたので、彼の発表はフランスでは認められなかった。その後、ドイツで認められるようになった。

メニエールは、内耳の出血を発表したが、今日、メニエール病というには、出血ではなく内耳の水腫によって起るまったく別の病気を指す。その症状は、天井がぐるぐる回るような「めまい」や吐き気、嘔吐、動悸、冷や汗、顔面蒼白などの自律神経症状、難聴、耳鳴り、耳閉塞感などが繰り返される。したがって、単なる「めまい」だけの場合はメニエールとは診断できない。外来で、「メニエール病になったことがある」という人がよくあるが、現実には、数多くの「めまい」を起す病気の中では、メニエール病は少ないものである。

一言で、「めまい」といっても、周囲のものが、ぐるぐる回る回転性の「めまい」、ふわふわした浮動性の「めまい」、ゆらゆら揺れるような「めまい」などがある。また、「めまい」は、生命の危険があるもの、生命の危険のまえぶれのもの、生命の危険はないが高度の障害を生じるもの、生命の危険のないものなどに分けられる。「めまい」は、どこが悪くて起るのか。それは、大きく分けて、内耳からのものと、脳からのものとがある。内耳からの「めまい」は、耳鳴り、難聴を伴う。その代表的なものが、メニエール病である。メニエール病の「めまい」の発作時間は、三〇分位から半日程度で、繰り返して起こるのが特徴である。突発性難聴でも、「めまい」が起ることがあるが、一回きりである。突発性難聴で、「めまい」がある例は予後がよくないとされている。

同じ内耳に原因がある「めまい」に、良性発作性頭位眩暈症というのがある。これは、それまでに、「めまい」を起したことがない人が、頭の位置や体位を変えたときに、激しい回転性の「めまい」が起る。発作時間は、三〇秒程度で極端に短い。何回も同じ姿勢を繰り返すとだんだん起らなくなること、および難聴、耳鳴りなどの耳の症状がないのが特徴である。この「めまい」は、日常、もっとも多くみられるもので、その原因は耳石器の障害による。

良性発作性頭位眩暈症に対して、小脳と脳幹の腫瘍、出血あるいは梗塞によって起る悪性発作性頭位眩暈症がある。この「めまい」は、前者と違い、場合によっては生命の危険がある。この病気は、「めまい」が起る姿勢をとる限り、「めまい」は止まらない。その姿勢を変えれば、「めまい」は止まる。しかし、「めまい」が起る位置にすれば、何回でも「めまい」は起り、しだいに起らなくなることはない。この患者は、病巣のある側を下にするか、頭を健全な側に傾けている。こうしていないと、「めまい」が起るからである。悪性発作性頭位眩暈症の診断にはＣＴやＭＲＩが威力を発揮する。同様に、脳からの「めまい」で重要なものに、一過性脳虚血発作がある。これは、脳梗塞の前触れとして対応しなければならない。若い人の「めまい」には、低血圧によることもある。

その他、脳底型片頭痛、脳腫瘍、脳血管異常、脳梗塞、脳出血、頭部外傷、頸部捻挫、変形性頸椎症、薬物・有機溶剤中毒、心因性のものなどがある。

第十三章
言葉の障害

I　言語中枢の発見

動物は叫び声などで、群れに迫りくる危険を伝えているらしいが、人間のような複雑な会話はできない。人間にもっとも近いといわれているチンパンジーでさえ、人間のような会話はできない。実に言葉は人間の特徴を示すもののひとつといえる。どのようにして、われわれ人間は話ができるのであろうか。これはたいへん興味ある問題である。ものをいうのは口であるが、その根本は脳であることは、今日では誰でも知っている知識である。しかし、その事実は容易にわかったわけではない。脳には、運動を司る部位や言葉に関係する部位が別々にあるという仮説を提供したのは、ウィーンの解剖学者ガルで、十九世紀の半ば過ぎのことであった。フランスの医師ブローカは、二一年間にわたって言葉をいえなかった男が、右下肢の感染で死亡したのを解剖する機会があった。そして左の脳に古い脳梗塞を発見した。その後、彼は慎重に症例を検討して、一八六五年、「言葉をいえない人の病変は、常に左脳にある」と発表した。最初、彼が解剖した脳はよく保存されており、近年になってCTスキャンで病変が再確認されている。

ドイツの精神科医ウェルニッケは、一八七四年、ブローカが発見した部位とは違う左脳の別の部位に言葉の中枢があることを発見した。こうして、脳における言葉の中枢の基本的な発見がブローカとウェルニッケにより行われたわけである。第一章で述べたように、これらの中枢は、それぞれブローカ中枢、ウェルニッケ中枢の名が冠せられている。

二十世紀になってから、カナダの脳神経外科医ペンフィルドらは、脳外科手術の際の脳の刺激実験から、左大脳の表面（皮質）に三つめの言葉の中枢があることを確認した（第一章の**図10**参照）。

Ⅱ　構音障害

言葉の障害は脳だけで起るものではない。言葉の障害は、構音障害と失語症に大別される。構音障害とは、脳ではなく、舌、唇、口蓋、声帯などに異常があるために、正しく言葉がいえない状態を指す。障害の部位によって発語の状態が違う。たとえば、口蓋が麻痺すると、カ行、ガ行がうまくいえないといった具合である。これらの構音障害は、主として耳鼻咽喉科や口腔外科で扱われる。また、構音障害には、吃音（いわゆる「吃り」）、機能的構音障害（いわゆる「舌たらず」）なども含まれ、これらは、聾唖の人たちとともに、主として教育学的立場（言語治療学級など））で扱われる。脳の病気と関係が深いのが失語症である。

Ⅲ　失語症

構音障害がなくて、言葉や文字の表現・理解ができない状態を失語症という。失語症の原因は、もちろん、脳にある。脳には、ブローカ中枢、ウェルニッケ中枢と、もうひとつの中枢（これを、補助運動野［補足言語野］という）があることも述べた。現在では、この補助運動野［補足言語野］は、ひとつだけでなく、他にいくつかあるとされている。これらの言語中枢は、左右の脳に一対ずつあるのではなくて、どちらか片側の脳にだけある。利き手と関係があり、通常右利きの人のほとんどは、左脳に言語中枢がある。左利きの人の三分の二が左脳に、約三分の一が右脳に言語中枢がある。したがって、右利きの人の言語中枢は、まず、左脳にあるので問題はないが、左利きの人、両手利きの人、および本来左利きで強制的に右利きにされた人は、どちらの脳に言語中枢があるかわからない。言語中枢が、どちら側の脳にあるかは、脳腫瘍などの脳の手術をする場合に重要になってくる。言語中枢を傷つけることは、絶対に避けなければならないからである。それを知るために考えられたのが、アミタールテストである。どちらかの内頸動脈に管をいれて、アミタールを急速に注入したとき、反対側の運動麻痺とともに、失語が出現すれば、注入側に言語中枢が存在することになる。最近では言語中枢の部位の診断に、脳機能画像（functional MRI）が使用されるようになった（第二章参照）。言語中枢がある側では、脳の切除範囲を控えめにする必要がある。

言語中枢は繊維で互いに連絡している。これらの重要な言語中枢と繊維の連絡が障害されれば、失語症が起きる。ブローカ中枢が障害されれば、運動失語（ブローカ失語）といわれる状態になる。これは他人の話す言葉は理解することができるが、自分の意思を表現することができない。声を出して文章を読んだり、言葉を反芻することができない。文章を書くのも不正確になる。急に言葉がいえなくなったといって来院した八三歳の女性は、ＭＲＩで左前頭葉に梗塞巣がみられた（**図1**）。これは初診時には、まったく言葉がいえなかった。回復するにつれて、言葉が出るようになった。

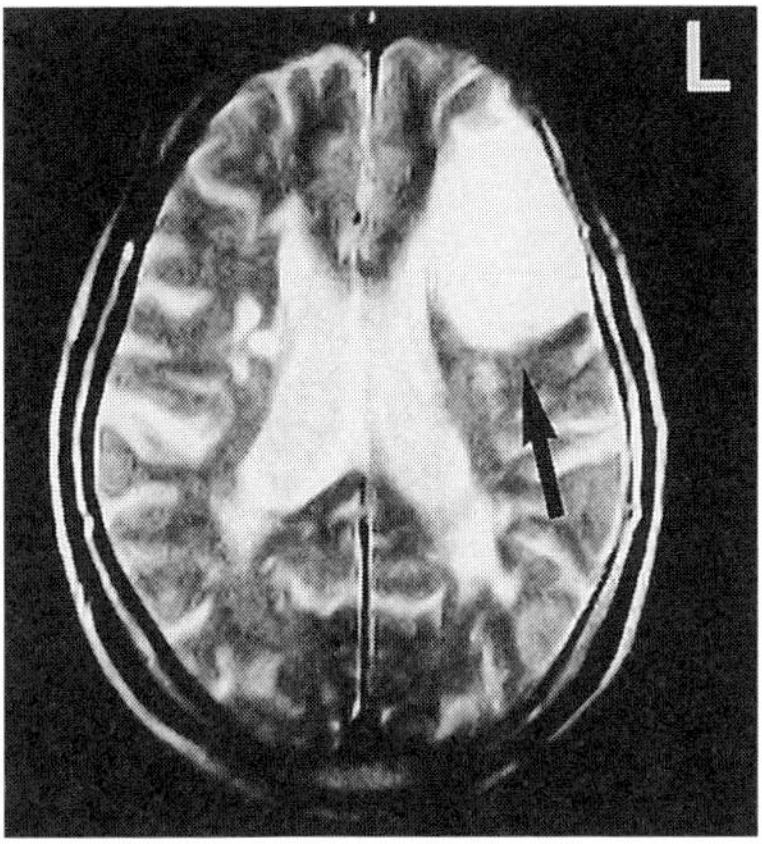

図1　左前頭葉に見られる脳梗塞のＭＲＩ（83歳，女性）

ブローカ中枢近くの損傷の影響と思われる。ウェルニッケ中枢が障害されれば、声を出すことはできるが、話し言葉や文章を読んでも、その意味が理解できない状態になる。この状態を感覚失語（ウェルニッケ失語）という。自分のいっている言葉の意味もわからないので、支離滅裂の言葉をしゃべる。何をいっているかわからない言葉をたて続けにしゃべるのを、ジャーゴン言語と呼ぶ。これは直接聞くか、テープで聞けば忘れられない。対象の名前が思い出せず、いえない状態を名詞失語（健忘失語）と呼ばれる。

名詞失語は言語理解は良好で、復唱には問題はない。名詞失語は、最初からある例と、ウェルニッケ失語や他の型の失語症からの回復期にみられる例がある。名詞失語の病巣部位はいろいろで、はっきりどの部分ということはできない。その他、種々の失語症があるが、失語症の分類は複雑である。その中で、リハビリテーションの立場に基づいたシュエールの分類が、臨床の場でよく用いられている。また、重症度を知るため、わが国で標準失語症検査法が開発されている。

言語障害の治療は、訓練を受けた言語療法士によって行われる。言語障害の治療は、忍耐を要する。言葉を失った人は、非常に深い悲しみを抱いている。あせらずに、気長に温かく接することが、なによりも大切である。

第十四章

頭痛の種

有名な言葉をもじっていうならば、「浜の真砂は尽きるとも、世に頭痛の種は尽きまじ」となる。頭痛で悩む人は実に多い。後述する片頭痛に限っても、わが国人口の六・〇〜八・四パーセントに存在するというから、わが国では六〇〇〜八四〇万人が片頭痛に悩んでいるという計算になる。また、成人であれば、一度も頭痛を経験したことがない人は皆無であろう。「この問題は頭痛の種だ」などと、実際に頭に痛みを感じなくても、頭痛は日常生活に馴染みが深い。

ところで、痛みはどこで感じるのだろうか。第一章で記したように、頭を外から中にみてゆけば、頭蓋骨の骨膜に至るまでに、皮膚や筋肉などがあるが、これら軟部組織は痛みを感じる。これらの軟部組織の痛みが頭痛の原因であることは案外多いものである。その下の骨膜も痛みを感じる。しかし、頭蓋骨は切っても痛くない。その下の硬膜は痛い。硬膜の下には脳が出てくるが、脳自体はまったく痛みは感じない。脳底部動脈付近の軟膜、クモ膜は痛みを感じる。頭蓋内の大きな動脈や静脈は痛みを感じるが、小さい血管は痛みを感じない。そうなってくると、頭痛は、これらのどこかで（あるいは組み合せ）痛みを感じていることになる。このように、頭痛は頭蓋内のものと頭蓋

表1　簡略化した国際頭痛学会による頭痛の分類

1．片頭痛
2．緊張性頭痛
3．郡発頭痛および慢性発作性片側頭痛
4．その他の非器質性頭痛
5．頭部外傷に伴う頭痛
6．血管障害に伴う頭痛
7．非血管性頭蓋内疾患に伴う頭痛
8．薬物あるいはその離脱による頭痛
9．頭部以外の感染症による頭痛
10．代謝性疾患に伴う頭痛
11．頭蓋骨，頚，眼，鼻，副鼻腔，あるいは他の顔面，頭蓋組織に起因する頭痛
12．頭部神経痛，神経幹痛，除神経後の疼痛
13．分類不能な頭痛

外のものとに大別できる。

頭痛はひとつの症状で、その原因は数多い。頭痛の分類としては、一九六二年に発表された米国のものが広く知られているが、近年の頭痛研究の進歩から、この分類に異論も出てきた。それを改良したのが、一九九八年に国際頭痛学会が発表したものである。これは、頭痛が一三項目に分けられており、さらに各項目が細分されている。この分類は非常によくできており、日常臨床で遭遇する頭痛は、どれかに当てはまる。たとえば、かき氷を急いで食べたときに頭痛が起ることは誰でも経験するが、その頭痛は、「4その他の非器質的頭痛、4－3寒冷刺激による頭痛、4－3－2冷たい物の摂取による頭痛」に分類されている。また、二日酔いで頭が痛いのは、「8薬物あるいはその離脱による頭痛、8－3薬物中止後の頭痛、8－3－1アルコール後頭痛」に分類されている。この分類を全部示すことは、あまりにも専門的になるので、簡略化して項目だけ示すことにする（**表1**）。

表1のように、数多くの頭痛の種類があるが、私は非常に簡単に、危険な頭痛、危険でない頭痛の二つに分けて患者さんに説明することにしている。危険な頭痛とは、頭痛の原因の病気を放置すれば、直接生命にかかわるものとする。危険でない頭痛とは、ひどい頭痛であっても、生命の危険はないものとする。もちろん、大多数を占めるのは、危険でない頭痛である。

I　危険な頭痛

まず、代表的な危険な頭痛から述べよう。危険な頭痛の中でも、もっとも危険な頭痛は、なんといっても、クモ膜下出血であろう。これは、第七章で詳しく書いたように、あるとき、突然の激しい頭痛が起る。その痛みは、かつて経験したことないほどの強い痛みである。発作後に嘔吐することが多い。このような状態であれば、本人や周囲の人も、ただ事ではないと思うであろう。このようなときには、ただちに受診する必要がある。医療機関が遠方であれば、救急車を呼ぶのがよい。クモ膜下出血のほとんどの例は、ＣＴスキャンで確定できる。つぎに、危ない頭痛としては脳腫瘍がある（第十章）。かつては、脳腫瘍は、きわめてまれと思われていたが、最近のＣＴやＭＲＩの普及により、そんなに珍しい病気ではなくなってきた。

脳腫瘍には、始めから脳で発育する腫瘍と、他の病巣、たとえば癌が肺などから運ばれて、脳で発育する転移性脳腫瘍があることはすでに述べた（第十章）。脳腫瘍の頭痛は、いつも痛く、しかもだんだん痛みが増してくるのが特徴である。

脳の中に膿が溜まる脳膿瘍も、脳腫瘍と同じような頭痛が起る。もちろん、両方の病気に吐き気や嘔吐を伴う。ＣＴやＭＲＩが脳腫瘍や脳腫瘍の診断に威力を発揮する。

忘れてならない重要な危ない頭痛に、慢性硬膜下血腫がある（第八章）。慢性硬膜下血腫は、頭を打って三週間から数箇月の間に、頭の中に血が溜ってくる病気である。この病気は放置すれば血腫が増大して、頭蓋内圧が亢進し、死亡する例もある。慢性硬膜下血腫は、通常、頭痛以外にも症状があるが、中には頭痛だけが症状のこともあり得る。この病気も、ＣＴやＭＲＩ、とくにＭＲＩで確定診断がつく。ウイルスや細菌などの病原体が脳に侵入して起る髄膜炎や脳炎も、危険な頭痛のひとつである（第十八章）。

危険な頭痛の一つとして、あまり多くはないが、高齢者の頭痛に側頭動脈炎がある。この病気は片頭痛様の激しい頭痛を起す。つぎに述べるように、片頭痛は一〇代、二〇代に初発するが、側頭動脈炎は、中・高年者にみられる。五〇歳以上の人で、片頭痛が初発すれば、この病気を疑う必要がある。側頭動脈炎は、全身性の病気でリューマチと深い関係にあるといわれている。とくに、激しい筋肉痛が起るリューマチ性多発筋痛症と合併する例が多く、両者は同じような疾患として論じられる。側頭動脈炎では、額の横の皮下にある浅側頭動脈が炎症を起して腫れて、拍動が微弱になるか消失する。恐ろしいのは、視野欠損などの眼症状をきたし、治療しなければ約五〇パーセントは失明に至る。赤沈が著明に亢進し、血清ＣＲＰが高値を示す。確定診断は側頭動脈を切除して顕微鏡下に組織診断をするが、特徴的な病変部は連続しないで飛び飛びに存在するのが普通である。副腎皮質ホルモン（ステロイド）が特効的である。

Ⅱ　危険でない頭痛

■片頭痛

生命に対する危険はないが、非常に強い頭痛で苦悩する代表的な頭痛に、血管性頭痛のひとつである片頭痛がある。片頭痛は、わが国の全人口の約八・四パーセントもあるといわれ、八〇〇万人以上の人々が片頭痛で悩んでいる計算になる。片頭痛は女性に多く、男性の一・五倍～二倍程度である。片頭痛が起り始めるのは二十代が多く、次いで十代である。片頭痛は、月に二～三回繰り返し起る。片頭痛は、頭痛が起る前に「前兆を伴わない片頭痛」と、「前兆を伴う片頭痛」に大別される。前者は、かつて「普通型片頭痛」、後者は「典型的片頭痛」と呼ばれていたものに相当する。「前兆を伴わない片頭痛」が断然多い。「前兆を伴わない片頭痛」では、頭痛発作が四～七二時間持続する。頭痛の多くは片側性で、ズキンズキンと脈を打つようなひどいもので、日常生活が妨げられる。発作中、嘔気や嘔吐が起る。光過敏や音過敏になることもある。

「前兆を伴う片頭痛」の前兆としては、ピカピカと光る「閃輝暗点」と呼ばれるものが視野に出現することがよく知られている。これは、頭蓋内の血管が収縮して血流が悪くなったために起こる。視野の右側に「閃輝暗点」が出現すれば左側の血流が悪くなっていると考えられる。その他、典型的な前兆としては、同名半盲型の視野障害、一側の感覚障害、しびれ感、失語あるいは会話の障害などがある。前兆は四分以上にわたるが、六〇分以上持続することは、通常ないとされている。

その他、ひとつ以上の前兆が六〇分以上、一週間続く、まれな前兆遷延型片頭痛、前兆として片麻痺を生じる患者が一親等以内にいる家族性片麻痺性片頭痛、両眼の視覚障害、構音障害、回転性めまい、耳鳴りなど脳幹部障害に起因する前兆を認める脳底型片頭痛が「前兆を伴う片頭痛」に含まれる。片頭痛はときに、女性の生理と関係する。赤ぶどう酒、チョコレート、チーズなどで、頭痛が誘発されるのは、古来から、よく知られている。その原因は、これらの食物に含まれているチラミンなどの物質によるものとされている。

片頭痛患者が、家族内に片頭痛をもつ頻度は、五五〜八〇パーセントといわれており、遺伝的要因が関与していると考えられている。その多くは、母系遺伝である。最近、分子生物学的手法の発達により、原因遺伝子の検索が行われるようになった。そして、片頭痛患者には、全身的なミトコンドリア異常が存在する可能性があるという。なぜ、片頭痛が起るのか。古くから、体内に存在するセロトニンという物質が注目されている。セロトニンは、血清中では血管を収縮する作用がある。片頭痛発作中には、セロトニンの代謝産物である一種の物質が、五〇パーセントの患者の尿中に増加することが明らかにされている。片頭痛の起り方を説明するのに血管説が理解しやすい。血管説によると、血管中の血小板が活性化され、セロトニンが放出される。そして血管が収縮する。ついで、尿中に前記の代謝産物が放出され、セロトニンが急激に減少する。その結果、血管が反動的に拡張して頭痛が起る。その際、無菌性の炎症が起り頭痛が増強する。最近では頭痛の発現に血管周囲の三叉神経が関与する神経原説も注目されている。

片頭痛の対策は、頭痛発作時の治療と発作の予防に分れる。片頭痛は、通常の頭痛薬では効かないことが少なくない。そのようなときには、特効薬であるエルゴタミン製剤を用いる。この薬は麦角から抽出されたアルカロイドである。エルゴタミン製剤は、頭痛発作時の初期には非常に有効であるが、痛みの頂点時には、あまり効かない。頭痛の起り初めか、発作が予測できるときにエルゴタミン製剤を服用すれば、以後の頭痛を中断できるか、発作が起らないで済む。ただ、注意すべきことは、エルゴタミンを持続的に服用すると、血中濃度が上昇して、エルゴタミンそのものによる片頭痛が起ることである。この頭痛に対してエルゴタミンを服用すると一時的な効果はみられるが、激しい片頭痛が出現し、それを治そうとしてエルゴタミンの必要量は増加し中毒になる。特効薬エルゴタミン服用には、くれぐれもこの点注意する必要がある。

片頭痛の特効薬、エルゴタミン製剤は頭痛の頂点時にはあまり効かないと述べたが、それでは頭痛の発作時には、どうすればよいか。これには、頭痛そのものに対する対策と嘔吐などの随伴症状に対する対策がある。この時期の頭痛には、最近、わが国でも発売されたスマトリプタンが劇的に奏効する。ただし、本薬は心筋梗塞の既往歴のある患者や、虚血性心疾患や脳血管障害の患者には使用できない。片頭痛は若い人に多いので、このような疾患を持つ人は少ないのが幸いである。

随伴症状に対しては、これまでのように制吐剤やマイナートランキライザーを与える。

片頭痛発作がない時期には、発作を予防する薬としてβブロッカーである塩酸プロプラノールやカルシウムブロッカーである塩酸フルナリンが用いられてきた。最近、新たに塩酸ロメリジンが許可された。この薬には、明らかに予防効果がある。

片頭痛は若い女性に多いことから、避けて通れない問題は妊娠である。片頭痛の治療薬や予防薬には、催奇形性のあるものがある。妊娠初期の三〜八週の器官形成期がもっとも危ないが、この期間を本人が知らずに過ごしてしまうことは少なくない。それで、私は計画出産をすすめている。そして妊娠中に発作が起きたら、安静臥床や頭部や眼の周囲の冷却などの非薬物療法でしのぐように指導している。幸いにして、妊娠すれば発作が軽くなる例がよくある。

世の中に片頭痛で悩んでいる人は想像以上に多い。中には持病と諦めている人もいる。しかし、この病気は、予防薬、発作時の治療薬をうまく使えば、かなりよくコントロールすることが可能なものである。治療を開始して人生が変ったという人もある。片頭痛の人は持病だと諦めずに医療を受けることをすすめる。

■群発頭痛

この頭痛は、以前は片頭痛の一種とされていたが、現在では別の項に分類されている。しかし、どちらも血管性の頭痛であることに変りはない。片頭痛が女性に多いのに対して、群発頭痛は男女比が五対一で断然男に多い。中年の男性に多い特徴がある。内頸動脈から眼動脈に血管の収縮が起り、次いで拡張するにつれて浮腫が起り、動脈に沿って走る交感神経叢が障害される。前額部から眼窩部にかけて（多くは一側性）、眼がえぐられるような激しい頭痛が起る。飲酒が誘因となり、夜間に起ることが多い。眼結膜充血、流涙、鼻閉、ホーナー（Horner）症候群（縮瞳、眼裂狭小、眼球陥没、同側顔面の発汗障害）、顔面紅潮、発汗を伴う。頭痛は三〇分～一時間程度と短いが、一日一～二回、一度起ると、一週間～一箇月頭痛が毎日のように続く。群発期とまったく頭痛の起らない期間に分れる。一年の同じ時期に起りやすい。これまで群発頭痛の発作時には、一〇〇パーセント酸素五～一〇リットル／分、一五～三〇分投与程度の処置しか方法がなかったが、前記のスマトリプタンが劇的な効果を示すことが明らかになった。

　間欠期には、抗ヒスタミン剤、カルシウム拮抗剤、ステロイド剤を投与するが、アルコールの摂取や昼寝をさける。これまで慢性群発頭痛には、炭酸リチウムが奏功するといわれてきた。

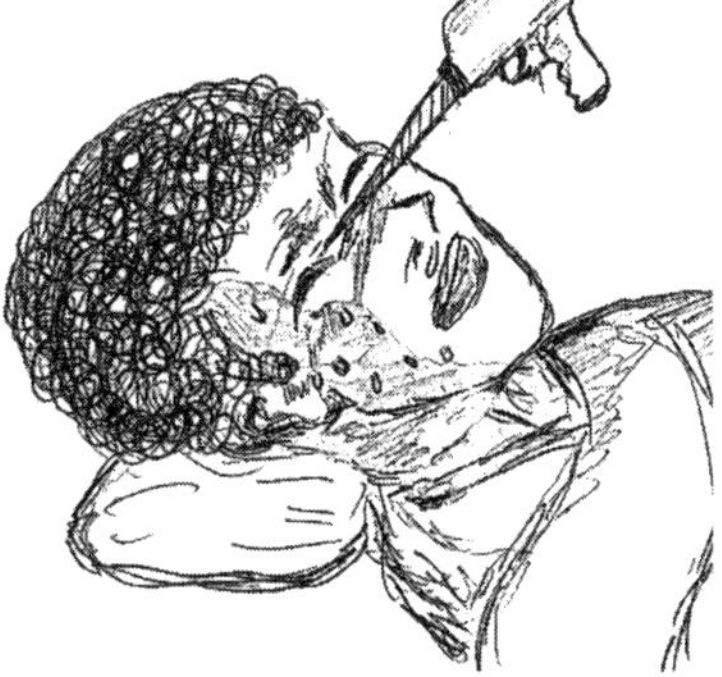

■緊張性頭痛と頭部神経痛

片頭痛と同様に、日常多く遭遇する頭痛に緊張性頭痛がである。一九六二年の頭痛の国際分類では、筋肉が収縮する頭痛と、精神的原因による頭痛（心因性頭痛）が区別されていた。しかし、現在では、両者を一緒にして、筋肉の緊張がある群と、それがない群を包括して、緊張性頭痛として分類されている。事実、心因的な緊張が、筋肉に持続的緊張をもたらすこともあると思われる。緊張性頭痛の特徴は、「締めつけられるような」、また、「押さえつけられるような」痛みである。この点、ズキズキと脈を打つような、強い痛みの片頭痛とは違う。緊張性頭痛で、頭の筋肉の凝りがある場合は、そこを押さえると、最初は痛いが、気もちよくなると訴える。肩凝りや肩の痛みと、頭痛が一緒にあるという人は多い。長時間のうつむき姿勢や高すぎる枕が原因のこともある。この場合、後頸筋群の阻血性筋収縮により、腱付着部（後頭部）に痛みが起る。緊張性頭痛で、筋肉の凝りが主で、精神的な要因が少ない人は、枕の高さを低く変えるだけで頭痛がなくなるようなこともある。このような肩や頭の筋肉の凝りが頭痛の原因である頭痛のほかに、精神的要因が原因の頭痛があり、どちらも同じような痛みがある。緊張性頭痛は、このように個々に原因が違うので、片頭痛のような代表的治療法はない。個々に病状に応じて、治療法を選択する。緊張性頭痛の治療法としては、運動療法、マッサージ、温熱療法などを行う。限局性の痛みの場合には、そこに局所麻酔剤を注射すれば頭痛が消失することもある。もちろん、薬も投与する。薬は、筋弛緩剤、鎮痛剤、安定剤などを症状に応じて処方する。また、心因性の要素が強い例には、心理療法や精神科的アプローチが必要なことがある。

そのほか、外来で普通にみられる頭痛に、頭部神経痛がある。本人は、ひどい病気ではないかと心配して、外来を訪れる人々が少なくない。この病気も、はっきりした特徴がある。それは、痛みの性質で、その要点を聞いただけで診断できる。頭部神経痛の痛みは、キリキリと痛くなり、痛みの長さが三十秒をこえることはない。本人は「ああ、痛い、痛い……」と感じ、それが繰り返される。ときには、髪を引っ張ったり、櫛を使っただけで痛い。神経に沿って指で押さえると痛みがある場合がある。頭部神経痛は、鎮痛剤で早急によくなる。頭部神経痛を診断するには、痛みのある場所の皮膚に何もないのを確認する必要がある。それは、帯状ヘルペスの場合もあるからである。

これまで代表的な頭痛を述べてきたが、頭痛の種類は非常に多い。頭部外傷や頸部捻挫の頭痛も多くみられる。頭痛の診断で大切なことは、危険な頭痛か、そうでないかである。ただ、危険でない頭痛、たとえば片頭痛で脳血管異常が原因である場合など、危険な頭痛のことも非常にまれにあり得るので、頭痛で悩んでいる方は、自己診断しないで、やはり、掛かりつけの医師に相談するのがよいと思う。

頭痛の診断は、できるだけ詳しく問診することに尽きる。しかし、外来では時間が限られるので、私は最初に問診して片頭痛が考えられる場合は、問診表を用いることにしている。使用して便利と思っている。

飲んだ薬は（　）売薬｛薬品名：　　　　　　　｝　（　）病院から

↓

薬を飲んで（　）頭痛が止まる　（　）頭痛が軽減する
（　）効果がない　（　）強くなる

↓

頭痛によい影響のものは（　）睡眠　（　）飲酒　（　）他｛　　　｝

↓

頭痛に悪い影響のものは（　）コーヒー　（　）人混み　（　）他｛　　　｝

↓

2.　（　）部屋が散らかっているのは嫌いである　（　）気にならない
（　）常に整理整頓している　（　）あまり整理整頓しない
（　）現在、心配や悩みごとがある　（　）心配や悩みごとは特別ない

↓

3.　これまでの病気　（　）頭部外傷｛時期：　　　、重傷度：　　　｝
（　）目の病気
（　）鼻の病気
（　）他｛　　　｝
（　）

↓

4.　（　）血族に頭痛持ちはいない　（　）血族に頭痛持ちがいる　（　）不明

↓

｛　　　｝が頭痛持ちである

↓

5.　今回の頭痛は〔　　〕月〔　　〕日に始まった。今日から〔　　〕日前

↓

6.　そのときの頭痛の起こり方は
（　）瞬間的に　（　）急に　（　）段々と　（　）いつとはなく
頭痛が始まってから（　）吐き気があった　（　）吐き気はない

↓

7.　今回の頭痛は、これまでの頭痛と（　）同じである　（　）全くちがう

↓

8.　眠りから覚めたときに、（　）頭痛がする　（　）頭痛はない

↓

9.　1日の中で、一番痛いのは、（　）睡眠中　（　）目が覚めたとき
（　）午前中　（　）午後から夕方　（　）夜間　（　）いつも

↓

10.　（　）目の奥も痛い　（　）目の奥は痛くない

↓

頭痛の部位を示して下さい

例

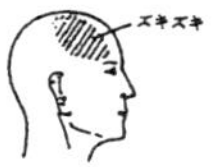

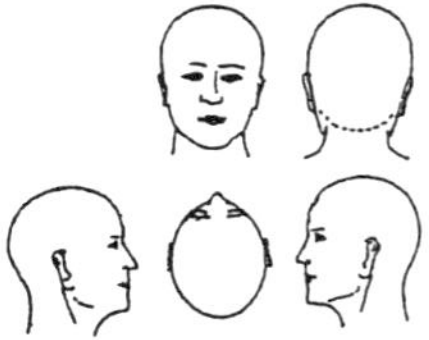

11.　（　）首から肩にかけても痛い　（　）首から肩にかけては痛くない

↓

12.　頭痛の長さは（　）30秒以内　（　）30分程度　（　）1時間　（　）2〜3時間
（　）数時間　（　）1日程度　（　）数日　（　）他　｛　　　｝

↓

13.　（　）痛いときと全く痛くないときがある　（　）ずっと続けて痛い

↓

頭痛は　（　）バンドで締めつけられたようである
（　）ズキズキと脈を打つように痛い
（　）軽い痛みである
（　）非常に強い痛みである
（　）考えごとをすると、よけい痛みがひどくなる
（　）頭痛は雨降り前などに起こり、天候に関係がある

↓

14.　今の時間、頭痛が（　）続いている　（　）ない

↓

（　）ひどくなっている　（　）軽くなっている　（　）不変

↓

15.　あなたの頭痛の原因をどのように考えておられますか
｛　　　　　　｝
女性：（　）現在、妊娠している　（　）授乳している　（　）生理（月経）中

お　願　い

頭痛の診断のために、問診表の記入をお願い致します。
記入して頂いたものは、他に見せたり、公開することはありません。

各項目の該当するものを（　）のなかに、レ を付けて下さい。

矢印↓に従って、1から15項目まで全部記入して下さい。
ひとつの項目を全部読んでから記入して下さい。
｛　　　　｝のなかは、直接、文字で記入して下さい。

よろしく、お願い致します。

頭 痛 問 診 表

年　月　日

氏名　　　　年齢（　　）　性別（　　）

1.　（　）頭痛持ちではない　（　）前から頭痛持ちである
↓　↓
〔次の頁へ〕　頭痛は｛　　｝歳頃から始まった
↓
同じような頭痛が　（　）くり返し起こる　（　）くり返さない
↓
これまでの頭痛の回数は（　）週1回　（　）月1回
（　）年1回　（　）年2〜3回　（　）年数回
（　）その他｛　　　　｝
↓
頭痛の長さは　（　）30秒以内　（　）30分程度　（　）2〜3時間
（　）数時間　（　）1日程度　（　）数日　（　）他｛　　　　｝
↓
頭痛の程度は（　）仕事に支障ない　（　）仕事に支障がある
↓
1日中、一番多いのは、（　）睡眠中　（　）目が覚めたとき
（　）午前中　（　）午後から夕方　（　）夜間　（　）いつも
↓
頭痛が起こる前に（　）なにも症状はない　（　）症状がある
↓
（　）キラキラするものがみえる　（　）目が赤くなる
（　）涙が出る　（　）鼻水が出る　（　）他｛　　　　｝
↓
頭痛の発作は、（　）起こる前に予測できる　（　）予測できない
↓

第十五章

パーキンソン病

Ⅰ　パーキンソン病とは

医学生も高学年になれば、大学病院の外来患者を診察して、病気の診断をする実習の時間が多くなる。学生は診断の結果を教授に報告する。教授は、その患者を自ら診察して学生を教育する。こうして、医学生は病気の診断を学んでゆくわけである。私の学生時代、その教授は、わが国の有名な内科の教授であった。名前を呼ばれて、患者が教授診察室に入ってきた途端、教授は、「次はパーキンソン病だな」といった。学生たちは、診察もしてないのに、どうして、診断がつくのだろうかと驚いたことを覚えている。

パーキンソン病は、一八一七年、ジェイムス・パーキンソンという医師が初めて報告した脳の病気である。この病気は、ふるえ（振戦）、固くなった筋肉（筋固縮）、動きにくさ（寡動）、姿勢障害を特徴とする。初発症状として、振戦が一番多い。パーキンソン病は、安静状態でふるえるのが特徴で、動作をすると軽快する。振戦は、毎秒四〜六回程度の規則的なもので、丸薬をまるめるか、札束を数えるような手の運動がみられる。この振戦は、最初、一側の上肢に始まり、継いで下肢、その後、反対側の上肢に広がることが多い。典型的な患者は、無表情な顔をして、上半身を前屈して、上肢は肘を曲げて前にたらし、手指の振戦があり、ちょこ、ちょこと歩幅が狭い歩き方をする。このような状態をみると、前記の教授ならずとも、一見してパーキンソン病と推定できる。

上記の運動障害の他、排尿、排便障害、低血圧、発汗異常も起ってくる。かつては、パーキンソン病患者は痴呆にならないといわれていたが、痴呆も起り得る。

ただし、パーキンソン病に高率に痴呆が起るわけではない。パーキンソン病に痴呆が伴う病気として、レビー小体病がある（第十六章）。外国で、風土病として存在する有名な病気にパーキンソン－痴呆症候群がある。この病気は、グアム島のチャモロー族の間に存在し、発病後三〜五年の経過で死亡する通常のパーキンソン病とは異なる病気である。一九五九年、平野朝雄博士（現在在米）がグアム島に赴き、錐体外路系の症状と重篤な痴呆が合併する疾患が風土病的に存在することを発見し、パーキンソン－痴呆症候群（Parkinsonism dementia complex）と命名した。この病気は平野病とも呼ばれる。

パーキンソン病は、脳の深い所にある中脳の黒質にあるメラニン細胞の変性・萎縮を示す。また、黒質、青斑などの残存神経細胞内にレビー小体という封入体がみられるのが特徴である。封入体とは、通常、ウイルス感染や化学物質の反応により細胞内に出現する、普通の顕微鏡で見える小体をいう。これは宿主細胞の変化のひとである。核内封入体、細胞内封入体、あるいは両方がみられる場合がある。封入体の部位、形、染色性はウイルスに特徴的で診断的意味がある。たとえば、神経細胞内にネグリ小体がみられれば、狂犬病の診断ができる。パーキンソン病には、封入体がみられるが、ウイルス感染ではない。

パーキンソン病では、ドパミン生成の細胞がやられるので、ドパミンの産生が著しく減少する。髄液中では、ドパミンの代謝産物であるホモバニリン酸が低下している。

正常の人では、ドパミン系とアセチルコリン系のバランスがとれているが、パーキンソン病では、アセチルコリン系が優位になっているのが知られている。

Ⅱ　パーキンソン病の治療

■薬物療法

生化学の進歩により、パーキンソン病の治療は非常に理論的である。昔と違って、今日の治療では、本病発症後、一〇年経っても家庭で自立できるまでになった。治療の基本は薬物療法である。まず、ドパミン系の変性のため、アセチルコリン系が優位になっているので、ドパミン系の機能を活性化するか、ドパミン受容器を刺激する薬剤（ドパミンアゴニスト）を投与すればよいことになる。

また、アセチルコリンを抑える薬剤（抗コリン剤）を与えてもよいと考えられる。事実、ドパミンを増やすために、レポドパの投与が行われる。この薬は、ドパミンの前駆物質で、血液脳関門を通過する。脳内に取り込まれ、そこでドパミンに転換される。アマンタジンという薬は、本来、抗ウイルス剤として開発されたものであるが、偶然、パーキンソン病に効くことが判明したものである。この薬はドパミンの放出促進作用、再取り込み抑制作用、合成促進作用があるという。ドパミンアゴニストとしてはブリモクリスチンがあり、ドパミン代謝回転率を減少するとされている。抗コリン剤は歴史的には、一八六〇年代から使用されてきた薬剤で、古典的なものといえる。今日でも広く使用され、振戦にはレポドパより有効なことがある。

これらの薬剤で、パーキンソン病は、よくコントロールできるが、副作用もある。とくに、薬剤を中止したとき、異常高熱、脱水症状、意識障害、高度の筋固縮、振戦、無動などが起る悪性症候群がよく知られている。

■外科的治療法

パーキンソン病の治療は、前述のように、原則的には薬物療法であるが、薬物療法で充分の効果が得られない場合や、副作用などで、充分薬物投与ができない場合に、外科的治療法が考慮される。また、長期間、振戦や固縮が一側性のものや、左右差がはげしいものも手術療法が考慮される。外科的治療法は、脳の一点を破壊（凝固）する方法、電気刺激を与え続ける方法、および脳の一部を移植する方法がある。

これらの外科的療法は、外部から計測して、ある点を狙う定位的方法が手術の基本になっている。定位脳手術装置は、頭蓋の固定枠と針の保持部からなる。破壊手術の場合、頭蓋骨に穴を開けて、そこから針を脳内に挿入する。定点に達したならば、高周波で破壊する。パーキンソン病の破壊部位は、視床と淡蒼球である。視床では腹外側核群が定点となる。視床手術では、振戦、筋固縮に効果がある。淡蒼球手術は、定位脳手術の創設期には積極的に数多く行われたが、その後衰退してきた。しかし、最近、また淡蒼球内部の後腹部の凝固が復活してきている。筋固縮、募動などに効果があるが、振戦に対する効果は少ない。視床の電気刺激は、フランスのグループにより開発された。患者自身が自分で操作して、自由に振戦を止めることができる刺激装置が開発されている。

神経移植としては、患者自身の副腎髄質を線状体に移植する方法が画期的な方法として期待されたが、現在は否定的である。胎児の中脳の黒質の移植は、有望な方法である。胎児は一〇週以前の脳が用いられる。ただ、胎児の脳の移植ができる施設は限られている。頸部交感神経節には、ドパミンを産生する神経細胞がある。そこで、この神経細胞を自家移植する方法がわが国で開発された。比較的若い患者で、筋固縮と寡動が全面に出ている患者がよい適応になるという。

γ線照射によるガンマナイフも手術と同様に用いられている。

ドパミンをつくるラット細胞をカプセルに入れて、患者の脳に埋め込む異種細胞移植がある。これらは今後期待される治療法である。

将来の方向としては、遺伝子操作でドパミン産生細胞を増殖させて、その細胞を移植する方法も考えられる。

■リハビリテーション

この病気は、慢性に進行するので、リハビリテーションの目的は、運動障害の回復訓練よりも、機能の維持、廃用性萎縮の予防が主となる。

■パーキンソン病と似た病気

原因がはっきりしていて、パーキンソン病と同じような症状を示す病気を、症候性パーキンソニズムといって種々のものがある。その中で血管性パーキンソニズムと薬物性パーキンソニズムがよく知られている。前者は大脳基底核、大脳白質などの多発性小梗塞で起ることが多い。安静時の振戦は、まずみられない。後者はある種の抗精神薬や降圧剤でも起り得る。脳腫瘍や頭部外傷でも、パーキンソニズムが起ることがある。脳炎後パーキンソニズムは古くから知られている。

パーキンソン病のように、「ふるえ」をきたす病気もある。これらは、本態性振戦、家族性振戦、老人性振戦などで、安静時でなく姿勢保持時の振戦が特徴的である。

■パーキンソン病の診断は、やさしいか

パーキンソン病は、非常に特徴的な症状を示すので、典型的な場合は誰が診ても容易に診断がつく。しかし、典型的でない場合や、初期の場合は診断が困難なことがある。

脳腫瘍や脳卒中で威力を発揮するＣＴやＭＲＩでは、特徴的な変化である黒質の萎縮は、まず確認できない。診断は、病歴とともに、あくまで診察による。診察は、患者を歩かせたり、ハンマーで叩いたりする神経学的診察法による。この神経学的診察法こそ、神経内科医や脳神経外科医にとって、基本的な診察法で、専門医になるには、十分習熟することが要求される。

第十六章

リハビリテーション

I　リハビリテーションとは

リハビリテーションというよりも、略してリハビリという言葉のほうが、一般に広く知られている。リハビリといえば、まず、頭に浮ぶのが、歩行練習など、動いている姿であろう。リハビリは機能回復訓練と理解されている場合が多い。

よく、説明されるように、リハビリテーションという言葉は、ラテン語からきたもので、失った特権、名誉、資産などを、失う前の状態にもどす（復権）の意味ある。

リハビリテーションは、非常に広い範囲のものを指すが、医学におけるリハビリテーションの目的は、疾病や外傷の患者が、人間らしく生きる権利を獲得することといえる。リハビリテーション医学とは、本来、主として身体の運動障害を中心に、それに関係の深い言語障害、失行、失認、呼吸障害、循環障害を対象とするものであるが、その他の障害を対象にする場合にも、広い意味で、この言葉が用いられる。

患者は病気から医学的に治癒しても、人間として生きる以上、それで十分ということはない場合がしばしばある。たとえば、片足を切断した患者に、もう傷はよくなったのだから生活に不自由があっても、これ以上は諦めろ、というのが極端な場合の従来の医学の傾向であった。しかし、患者にとって片足で今後、どうして生きてゆくかが大きな問題となる。そこを何とか、社会復帰に向けて努力するのがリハビリテーション医学である。そうなってくると、後々は、リハビリテーション医学をこえて、訓練、就職などを含む広い範囲の社会的・職業的リハビリテーションが要求される。

医学的リハビリテーションの特徴は、個々の病気や外傷を対象とするのではなく、病気や外傷から生じる障害を対象とする。たとえば、片側の上下肢が麻痺した片麻痺は、脳卒中でも、頭部外傷でも起り得るが、あくまでも片麻痺という共通の障害を問題にするというわけである。従来の医学が「疾患」の医学であれば、リハビリテーション医学は「障害」の医学といえる。

「障害」はなぜ、「疾患」と区別して強調しなければならないのか。障害は疾患の結果生じた生活上の困難、不自由、不利益を含む。疾患の対策だけでは、生活上の問題は解決しない。そうなってくると、患者の復権はできないことになる。ここに、リハビリテーションの大きな意義がある。

「障害」には、①機能・形態障害、②能力障害、および③社会的不利の三つのレベルがあるとされている。

リハビリテーション医学は、疾患を対象に診断し、治療する従来の医学をけっして否定したり、これと対立するものではない。従来の医学をリハビリテーション医学に包含しようという考えさえある。リハビリテーションは、実施するにあたって、①障害をできる限り少なくしてやる努力、②障害をできるだけ治してやる努力、③永久に残る障害であれば、その障害をもったまま社会復帰させてやる努力に分けることもできる。

わが国では、日露戦争（一九〇四～一九〇五）後の傷痍軍人の社会復帰対策が試みられ、大正時代には、諸先達による肢体不自由児の社会復帰への努力があるという。しかし、体系づけられた科学としてのリハビリテーションが、わが国に導入され、黎明期を迎えたのは第二次大戦後の昭和三〇年代の初期であった。

Ⅱ　いつから、リハビリテーションを始めるか

かつては、リハビリテーションは、急性期を過ぎてから後療法として行うとの認識が普通であった。立派な設備を整えたリハビリテーション施設では、急性期の疾患を扱わず、一方、救急病院では、リハビリテーションは行っていない状態であった。しかし、これは過去のことばかりとはいえず、現在でも、この傾向は依然として残っている。

急性期の患者にとっては、リハビリテーションの主な目的は、二次合併症の予防と早期離床である。これは、前記の①障害をできるだけ少なくしてやる努力である。また、これは、何もリハビリ

テーションだけでなく、看護学の重要な目的でもある。

予防すべき二次合併症の主なものは、廃用症候群である。第二次大戦前までは、病気になったら安静が第一だと思われていた。ところが、四肢に麻痺があったり、呼吸障害や循環障害で安静にして寝ていると、非常に短期間に筋力低下、起立性低血圧などが起ってくることが知られるようになった。これらの二次的合併症が廃用症候群といわれるものである（**表1**）。二次的的合併症の予防は、一般的には、良体位の保持、体位の変換に始まる。良体位とは、気道の確保が十分であること、嘔吐が起っても気道閉塞の危険が少ないこと、などであるが、急性期、とくに重症例では、点滴のチューブが接続されたりしていて、良体位の保持には制限がある。

たとえ、良体位であっても、同一体位を長時間続けておくと、沈下性肺炎などの肺合併症、皮膚の褥瘡、大きな神経の圧迫による四肢の麻痺や拘縮を生じやすくなる。肺合併症は、死因になり得るし、皮膚の褥瘡、四肢の麻痺や拘縮は、後で行う本格的リハビリテーションの最大阻害因子となる。これらを予防するためには、体位変換を必要とする。

良体位の保持と体位変換は、二次的合併症予防のためのベットサイドのリハビリテーションの基本といえよう。体位変換の開始時期は、

表1　廃用症候群

1．運動器系……	筋力低下，間接縮など
2．循環器系……	起立性低血圧，下肢静脈血栓など
3．呼吸器系……	肺予備力低下，沈下性肺炎など
4．精神機能……	知能機能低下，うつ状態など
5．消化器系……	便秘など
6．泌尿器系……	尿路感染・結石など
7．皮膚…………	褥瘡

（宮野佐年：脳卒中のリハビリテーション，全日本病院出版会，1999より引用）

どの時期でもベッドに患者が横たわってから、二時間ごとに開始する必要がある。二時間も同一部位を圧迫すると、そこに褥瘡が生じる得るからである。エア・マットレスを用いれば、人手が少なくて済む。頸髄損傷患者のように、体位変換が困難で危険を伴う場合は、ベッドと一緒に持続的に体位変換が可能な電動カイネスティックベッドが使用される。

関節可動域制限、異所性骨化の防止には、従来通り、関節の自動運動、他動運動をベッドッサイドで実施する。四肢の自動運動・他動運動は、通常、体温、呼吸、脈拍、血圧（バイタルサインという）が安定して、二四時間〜四八時間過ぎてから実施し始める。しかし、脳梗塞で、梗塞巣は小さく、意識障害もなく、バイタルサインも安定している患者には、麻痺している肢体の運動を発症後、数時間以内でも行うことも症例によっては可能である。早期離床の前段階として、ベッドのギャッチアップや端座位を行うが、呼吸・循環の動態をチェックしながら行う。具体的には、バイタルサインのチェック、心電図モニターによるチェックなどである。

離床は、呼吸・循環動態に注意しながら進める。

Ⅲ　貴重な経験

昭和四二年春、私は新しい脳神経外科をつくるために、私が教育を受けた大学からK総合病院に赴任した。その病院には、東洋一のリハビリテーションセンターがあり、また、付属のリハビリテーション大学校が前年開校したばかりであった。教官は、唯一人の日本人を除いて、他は、米国人、カナダ人、英国人であった。ちょうど、外人教師に頼らざるを得なかった明治初期の大学のようなものであった。私自身も、この大学校の兼任教官になり、脳神経外科を教えることになった。

私は、米国留学から帰ってまだ二年半の時期であったこともあって、外人教官とはすぐ親しくなり、病院の脳神経外科病棟を実習病棟としてもらった。そして、教官は私と一緒に脳外科の患者を診てくれるようになった。脳手術後や、頭部外傷で搬入された患者のリハビリテーションを行ってみて、その効果には目をみはるものがあった。麻痺の状態が、昨日と今日は違う改善を示す回復訓練の効果に、皆驚きと、やり甲斐を感じたものだった。これらの経験から、私は、「リハビリテーションは、急性期早期から初めなければならない」と強調するようになった。今日では、これに反対する人はなく、常識となった。しかし、かつては、リハビリテーションは、急性期を過ぎてから、後療法として行うとの認識が普通であった。当時は救急病院でリハビリテーションを実施している病院は、私のまわりには、まず、ないといってよかった。

私は上記の経験から、リハビリテーションは遅れてスタートすると、期待する効果は得られない。脳卒中や頭部外傷の早期からリハビリテーションを行うと、初期の三箇月に最大効果が得られる。次の三箇月も、効果が得られるが、特別な障害を除いて、一年以上続けても、それ以上の効果はほとんど得られないことを知った。したがって、回復訓練としては、病気で倒れて運ばれ、入院して状態が安定したらすぐに、ベット上で二次障害防止と麻痺した手足の運動を行ってやること（他動運動）から始まる。患者の協力が得られるようになれば、自分で動かす運動（自己他動）をやってもらう。もちろん、血圧やその他の状態をみながら実行する。そして、回復するにつれて、本格的なリハビリテーションにもっていって、歩行練習を行うべきことを身をもって体験した。とくに、いかに早く歩行ができるようにするかは、非常に重大なことであると感じた。

約五〇〇万年前、人類が猿と共通の祖先から別れて、歩行を獲得した。そして、手が発達し脳が発達して、今日の人類へと進化した。歩行は、人類のもっとも重要なものである。病気になった患者は歩けるように努力する。これが私の理想であり目的である。

Ⅳ　認知リハビリテーション

最近のリハビリテーションでは、歩行障害などの運動機能障害のみでなく、注意障害、健忘、失行、失認などの高次大脳機能障害といわれる障害に対してのアプローチの進歩がみられる。失行とは、麻痺や意識障害がなくて、行うべき行為や動作を十分知っているにもかかわらず、その行為を遂行できない状態をいう。また、失認とは、眼の機能や伝導路の障害はないのに、よく知っているはずの対象が認知できない状態をいい、ともに神経心理学的に重要な局所症状である。前述したように、これらの障害は、頭部外傷後遺症の患者で問題になっている。

第十七章

老年者の痴呆

I　痴呆とは

人によって違うが、年をとると他人の名前や店の名前を思い出しにくくなる。これは生理的変化で、誰でも年をとれば、こうなるといえる。これは日常生活にほとんど支障がない。病的な「ぼけ」が、「痴呆」である。しかし、一言で「痴呆」といっても、数多くの病気があり、「痴呆」と同じような症状を示すものを加えたら、さらに多くなる。

「痴呆」とは、発達した脳が、ゆっくり広範な精神機能の障害を示す状態を指すのであって、生れつきの精神薄弱などは含まれない。「痴呆」は、知能、記憶、認知、判断、意欲、情動、性格、言語、行為などの障害を示す。したがって、「痴呆」になると、計算ができなくなったり、つい最近の出来事が思い出せなくなったり、感情の調整抑制も困難になったり、言葉がいえなくなったり、言葉の意味が理解できなくなったりする。また、目の前のものが何かわからなくなるようなことがあり、服を着られなくなったり、徘徊したりするようになる。

わが国の老年者の痴呆患者は、ある統計によると西暦二〇〇〇年には一五六万人に達し、二〇一五年には、二六二万人にもなると推定されている。そうすると、計算上では、二〇〇〇年には、一五歳から六四歳までの人（生産年齢人口）は、三六人が痴呆の一人をケアしなければならず、二〇一五年には、同年代の人の二五人が痴呆老人の一人をケアしなければならないことになる。今後、この数字に大きな変動はないであろう。こうなってくると、痴呆は、他人事ではなくなり、わが国の社会は、多くの痴呆の人を抱えた社会ということになる。

老年者の痴呆の代表といえるものには、アルツハイマー型痴呆、血管性痴呆、混合性痴呆の三つがあり、これらの他にも痴呆と同じような症状を示す病気がある。

Ⅱ　アルツハイマー型痴呆

アルツハイマー病は、一九〇六年、ドイツの神経学者アロイス・アルツハイマー（一八六四〜一九一五）によって記載された脳の疾患である。現在は、高年者に起るアルツハイマー型老人痴呆とアルツハイマー病を一緒にして、アルツハイマー型痴呆として扱われている。この疾患の脳をみると、全般的な脳の萎縮が認められる。顕微鏡でみると、老人斑の著明な出現と、アルツハイマー神経原繊維の変化が特徴的である。老人斑の中心部のコアの主成分は、糖鎖をもつアミロイドβ蛋白である。

神経伝達物質では、アセチルコリンの低下が著しいことが知られている。一時は、アセチルコリン低下がアルツハイマー型痴呆の原因と考えられたが、現在では、これは二次的のものであり、痴呆の増悪因子とはなっても、原因ではないと考えられている。

アルツハイマー型痴呆の発症は、早いものでは、四〇歳代の後半から五〇歳代にかけてみられる。七〇代後半以降にも発症する。病気の起り方はゆっくりである。

アルツハイマー型痴呆の初期には、記銘や学習の障害がみられ、うつ状態となり、意欲、自発性の低下が起ってくる。その後、数年して、記憶障害が強くなり、時、人、場所がわからなくなる。そのため、自分の家への帰り道がわからなくなったりする。また、入浴などの日常生活ができなくなる。その割りには、初期には会話はよいことが多いが、そのうちに、会話が不自由になってくる。さらに病状が進行すると、あらゆる精神機能が障害され、他の人とまったくコミュニケーションがとれず、四肢にも麻痺がきて寝たきりになる。最後は、肺炎などの合併症を起して死亡するに至る。アルツハイマー型痴呆は、常に進行性で、途中で健全な状態に回復することはない。

アルツハイマー型痴呆の診断は、本人の診察とともに、家族や同居者の情報が非常に重要である。とくに初期の場合は日常生活についての情報は不可欠である。診断のためのチェック表や評価スケールなどもある。

CT、MRI、PET、SPECTは、診断を支持するのに非常に有力な所見を提供してくれる。

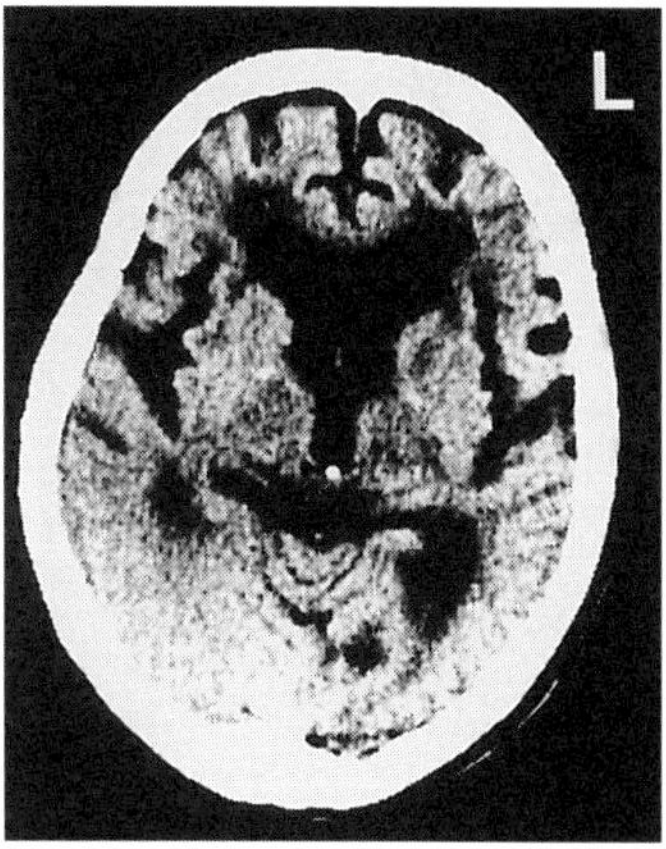
図1　アルツハイマー病のCT

CT（**図1**）、MRIでは脳萎縮がみられる。とくにMRIは脳血管性痴呆との鑑別に有力である。また、萎縮は海馬領域に始まるとされており、海馬周辺の萎縮像の所見は重要である。PETでは、病期の初期には側頭頭頂葉の脳循環代謝の低下が認められ、末期には前頭葉の同代謝の低下も認められる。SPECTでは、病期に応じた脳血流量の低下が証明される。

最近では、抗コリン剤の低濃度の点眼で、患者では有意に散瞳するといわれている点眼テストも補助診断のひとつとして用いられているが、その評価は一定していない。

アルツハイマー型痴呆の約一〇パーセントに家族性発症があることが知られている。家族性アルツハイマー病には、三種類の遺伝因子の存在が明らかになっている。これらは、21番染色体上のアミロイド前駆体蛋白（APP）遺伝子、14番染色体上のプレセニリン－1（PS1）遺伝子および1番染色体上のプレセニリン－2（PS2）遺伝子である。これらの遺伝子の変異により、家族性アルツハイマー病が起きるとされている。末梢血の白血球のDNAで、遺伝子変異の有無から家族性アルツハイマー病の診断が可能という。

アポリポ蛋白Eは脂質代謝に関する蛋白で、コレステロールの輸送や神経系の変性・再生に重要な役割をもつ血清リポ蛋白であって、第19染色体上の遺伝子によりコードされている。通常は、三種の対立遺伝子があり、2型、3型、4型の三つの型がある。このうち、4型は老年期痴呆の危険因子である。4型を有する人は、痴呆になる確率が高いとされている。タウ蛋白はニューロン内の微小管に結合した分子量五五~六二kDの蛋白で、微小管の形成を促進する。アルツハイマー型痴呆では、タウ蛋白が高度にリン酸化されて不溶化し、神経細胞内に沈着する。不溶化したその物質が沈着した神経細胞は、徐々に機能が失われ、神経細胞は死滅する。死滅した神経細胞からタウ蛋白は遊離され、髄液内に拡散される。

脳脊髄液中のタウ蛋白は、アルツハイマー型痴呆の患者では、正常人に比べて有意に上昇しているという。また、アミロイドβ蛋白中のアミロイドβ蛋白42が同患者の脳脊髄液中に有意に低下している。この両方を測定することによって、アルツハイマー型痴呆の診断上意義があるといわれている。

Ⅲ　脳血管性痴呆

脳血管性痴呆は、脳の血管がつまったり、狭くなったりして、脳の血の流れが悪くなる病変（虚血性病変）、あるいは脳出血後の脳の病変によって起る痴呆を指す。要するに、脳卒中の後遺症として起る痴呆である。はっきりした四肢の麻痺や、言語障害などがなくて、小さい脳梗塞があちらこちらにできても痴呆は起り得る。虚血性病変の中には、大脳白質の神経繊維を包んでいる鞘が壊されてゆくビンスワンガー病と呼ばれるものもある。脳血管性痴呆は急速に起り、その後階段状に悪くなることが多い。しかし、ビンスワンガー病は、ゆっくり悪くなる。

脳血管性痴呆の症状としては、精神症状と行動の異常が第一にあげられる。昔のことは、よく覚えているのに最近の出来事が思い出せない。今は何年何月何日か、季節はいつか、今、自分がどこにいるのか、そばにいる人は誰なのか、などがわからなくなる。注意力、理解力も障害される。しかし、個々の精神機能が同じように障害されるのではなく、ある面は非常に障害されるが、他の面は、そんなでもないというような障害が特徴で、これを「まだら痴呆」という。この「まだら痴呆」が、脳血管性痴呆の特徴とされている。

脳血管性痴呆には、四肢の麻痺やパーキンソン症候群、その他梗塞の部位による症状が出現するが、アルツハイマー型痴呆では、そのようなものはみられない。ＣＴは、どちらの痴呆かを診断するのに、非常に役立つ検査である。脳の深部にあり、脳脊髄液が入っている脳室は、アルツハイマー型痴呆でも、脳血管性痴呆でも、どちらも大きくなる。しかし、脳表面のしわ（脳回）の拡大は、アルツハイマー型痴呆の方が、より顕著である。

ＣＴやＭＲＩで、脳梗塞や脳出血の跡がみられれば、脳血管性痴呆の診断ができる（アルツハイマー型痴呆でも、脳梗塞や脳出血が合併することもある）。

Ⅳ　その他の痴呆

アルツハイマー型痴呆、脳血管性痴呆、両者が混在している混合性痴呆のほかに、びまん性レビー小体病、ピック病、甲状腺機能低下症、腎不全、巨赤芽球性貧血、進行麻痺（梅毒）、慢性硬膜下血腫、正常圧性水頭症、エイズ、その他遺伝する痴呆がある。

びまん性レビー小体病は、パーキンソン病の黒質に典型的にみられるレビー小体（Levy body）が大脳皮質を初めとして、広範囲に認められる疾患で、痴呆とパーキンソン症状を呈する。ピック病とは、五〇歳～六〇歳に発症する脳の変性による痴呆である。前頭葉と側頭葉の萎縮が顕著である。記憶障害よりも、行動障害、感情障害、言語障害が特徴的で、病初期より性格の変化がみられる。典型的な場合は、ＣＴやＭＲＩで、前頭葉と側頭葉の萎縮がみられる。確定診断は、銀で染まる特有の神経細胞内の封入体（ピック嗜銀球）を証明することである。

Ⅴ　痴呆患者の対策

「痴呆の治療、患者の管理はどうしたらよいか」という問題は、すでに今日の大きな社会問題であることは周知のことである。この問題を論じる前に、個々の家庭で重要なことは、高齢者が、痴呆のように思われても、初めから痴呆と諦めないで、必ず、診察を受けるようにすべきである。高齢者は、薬物を継続的に服用している場合が多い。実際に、これらの薬物の長期投与によって、眠りがちになったり、錯乱、せん妄、抑うつなどの痴呆と同じような症状を示すことがあり得る。人格低下と知能低下を主とする進行麻痺（梅毒）による痴呆の約三分の二は発熱療法と化学療法が有効であるといわれている。前に記した慢性硬膜下血腫は、痴呆様症状を示すことがあり、その場合は手術によって症状は劇的に改善する。脳室が大きくなる正常圧性水頭症も、精神症状、歩行障害、尿失禁を示し、痴呆と間違えられる。これも脳室と腹腔内を管でつなぎ、脳脊髄液を腹の中に流す手術によって軽快する。また、うつ病では、非常に痴呆に似た症状を示すので、仮性痴呆と呼ばれている。うつ病は薬物療法によって、ある程度の改善が期待できる。

これらの治療可能な病気を、初めから治療不能の痴呆と思って消極的になるようなことはないようにしてほしい。この点、再度強調する。

アルツハイマー型老年痴呆にせよ、脳血管性脳呆にせよ、進行した痴呆の記憶障害などの中核症状にたいする根本的な治療法は、残念ながらないといえる。しかし、感情・意欲の障害、異常行動などの周辺症状に対する効果がみられる薬物はある。

アルツハイマー型老年痴呆では、アセチルコリンの低下があることから、アセチルコリンを投与すれば解決するように思われるが、残念ながら、アセチルコリンは外から与えても、脳血流関門を通過しないから、脳の中に入って行かない。そこで、アセチルコリン系賦活剤の開発に力が注がれてきた。

わが国の保健医療では、これまでアルツハイマー型老年痴呆の治療薬として認められたものはなかったが、一九九九年一一月末に、同病の進行を抑制する薬が認可された。それは、塩酸ドネペジルという薬である。アセチルコリンを分解するアセチルコリンエテラーゼ阻害薬で、認知機能障害の進行を抑制するとされている。この薬は軽度および中等度のアルツハイマー型老年痴呆の患者に使用できる。欧米では、ドネペジル、ビタミンE、いちょう葉エキスの三者併用療法が多く用いられているという。いちょう葉エキスは、フラボノイド類やテルペン類などの成分を含んでいるという。日本では健康薬品として発売されている。

進行した痴呆老人は、他人の手を借りることなく、ひとりでは生きられない。その点は幼児と同じである。佐賀女子短期大学の塚原安紀子さんは、育児と痴呆老人の看護を関連づけて痴呆老人の看護の理論を構築した。育児のときに子供に接するのと同じような方法で痴呆老人に接することによって、ケアに成功している。痴呆老人のケアで、看護が占める役割がいかに大きいかは、いまさら述べるまでもない。

痴呆患者はすべての脳の機能が廃絶しているわけではないので、残った機能を刺激して脳の活動を活性化する方法として、回想法、リアリティ・オリエンテーション、アニマル・セラアピー、音楽療法などが、それぞれ専門家の間で試みられて、ある程度の効果がみられたとの報告もある。

Ⅵ　アルツハイマー型痴呆治療の曙光

アルツハイマー型痴呆の成因についての研究は、分子生物学的手法の導入により、最近は長足の進歩をとげた。

老人斑のコアの主成分は、アミロイドβ蛋白（Aβ）であることはすでに述べた。四二個のアミノ酸よりなるAβと四〇個のアミノ酸よりなるAβは、蛋白分解酵素（β－セクレターゼなど）により、膜蛋白である前駆体（APP）が切断されて産成される。前者のAβが、後者のAβより脳に沈着しやすく、老人斑を形成しやすいとされている。そこで、四二個のアミノ酸よりなるAβの産成をブロックする薬が理論的に予防・治療薬となりうる。

また、タウ蛋白の燐酸化を阻害する方法が可能になれば、画期的な治療法となるだろう。今後の研究の進歩が待たれる。

第十八章

中枢神経の感染症

十九世紀の終りごろ、顕微鏡の登場によって、人類は細菌の存在を知った。この時期に次々と病原体となる細菌が発見された。ちょうど、近代化をなし遂げたばかりの日本も、この輝かしい時代の科学に参加し、世界的な細菌学者を輩出した。感染症は人類の生命を脅かす恐ろしい病気であるが、二十世紀の抗生物質の発見、予防接種の進歩、公衆衛生の普及などにより、天然痘は撲滅され、ペストは問題でなくなった。しかし、最近はまた、結核のようにいったん征服されたかに見えた感染症が勢いを盛り返している。さらに、最近までは病原体としては知られなかったものが、新たに登場してきている。このように、今日でも人と感染症との戦いは尽きることはない。

人類の感染症の病原体には、最大体長一〇メートルの条虫から、通常の顕微鏡で見えないウイルスまで、種々の大きさのものがある。細かく分けると次のようになる。①寄生虫（蠕虫）、②原虫、③真菌、④細菌、⑤マイコプラズマ、⑥リケッチア、⑦クラミジア、⑧ウイルス、⑨プリオン。②～⑧までは、微生物と呼ばれる。⑨は生物ではなく蛋白質性感染粒子である。

中枢神経感染症は、髄膜炎、脳炎、髄膜脳炎、脳膿瘍の型をとる炎症である。炎症とは微小血管

（微小循環系）がある組織の有害刺激に対する反応である。この場合、病原体が有害刺激となる。動物でも微小循環系をもたない昆虫やクラゲには炎症はない。

髄膜には外から硬膜、クモ膜、軟膜がある。髄膜炎とは脳、脊髄をとりまく、これらの三層の炎症であるが、通常は軟膜の炎症を指す。脳炎は、脳実質の炎症である。脊髄で、脳炎に相当するのは脊髄炎である。髄膜のみならず脳にも炎症があるものは、髄膜脳炎である。

中枢神経感染症は、経過から、急性、亜急性、慢性に分けられ、また、原因によって、化膿性髄膜炎、流行性髄膜炎、ウイルス性髄膜炎などのような呼び方がある。

中枢神経感染症の病原体は、①〜⑨までに含まれる。これらのうち、いくつかについて述べてみよう。

I　細菌性髄膜炎

細菌性髄膜炎の多くは急性髄膜炎である。急激に発症し、原則として発熱、頭痛、嘔吐、項部のこわばり（髄膜刺激症状）を認めるが、ウイルス性髄膜炎に比べて、高熱のことが多い。その病原菌としては、新生児では、大腸菌、B群溶連菌、リステリアが多い。小児では、インフルエンザ菌、肺炎球菌が主で、成人では、肺炎球菌、リステリアが多い。高齢者では、グラム陰性桿菌が加わる。細菌性髄膜炎は抗生物質を用いて治療する。小児の細菌性髄膜炎の死亡率は三〜一五パーセントで、

「てんかん」などの後遺症は一五〜三〇パーセントに達する。

結核性髄膜炎は、亜急性の経過で発症する。かつては結核性髄膜炎は絶望的な病気で、われわれの学生時代、結核性髄膜炎は、いつ死亡するかを当てるのが、名医だと聞いたことがある。成人の結核性髄膜炎は、現在でも難治性髄膜炎のひとつで、全治三分の一、後遺症三分の一、死亡三分の一が標準的な治療成績であるという。

Ⅱ　細菌性脳膿瘍

細菌性脳炎から、病巣が限局して脳膿瘍を形成する。ブドウ球菌、溶血レンサ球菌感染が起因菌となることが多い。脳内には、中耳炎、副鼻腔炎の炎症が波及するか、病原体の肺などへの感染から血行性にくることもある。先天性心疾患からのものがよく知られている。頭部外傷、脳手術後の感染も原因となる。脳膿瘍は、発熱、頭痛とともに、頸部のこわばり（項部硬直）などの髄膜刺激症状と、嘔吐、意識障害など頭蓋内亢進症状に伴う不全片麻痺、言語障害などの脳腫瘍に似た症状を示す。CT、MRIが有力な補助診断法である。とくに、プロトン磁気共鳴スペクトロスコピー（MRS）は診断的価値が高い。化膿性脳炎の時期には、抗生物質による保存的治療を行う。治癒がみられなければ、膿瘍を穿刺排膿する。この方法で縮小しないものは、全摘出を行う。脳膿瘍全体の死亡率は、現在では八〜一〇パーセントであると報告されている。

Ⅲ　ウイルス性髄膜炎・脳炎

いわゆる無菌性髄膜炎の大部分は、ウイルス性のものと考えられている。原因ウイルスとしては、腸管系のウイルスがもっとも多く、小児に好発する。コクサッキーA・B、エコーウイルスが原因のことが多い。単純ヘルペス、麻疹、風疹、流行性耳下腺炎、EBウイルスによる髄膜炎・脳炎もある。帯状疱疹では三〇～五〇パーセントも髄膜炎が併発するという報告もある。

単純ヘルペス、帯状疱疹による髄膜炎・脳炎の治療にはアシクロビルが奏効する。

インフルエンザウイルスは、呼吸器を侵すウイルスであるが、ときに、小児に脳炎を起すことが知られるようになった。

日本脳炎ウイルスは、コガタアカイエカにより媒介される。最近、わが国では、ほとんど患者をみることができないが、アジアの農村地帯にひろく存在するばかりでなく、オセアニアにも広がっている。

一九九九年、ニューヨークで流行し、五人の死亡例があった脳炎は、それまで米国では見られなかった、フラビウイルス科の一種のウイルスによる新種の脳炎であることが判明した。この脳炎も蚊によって媒介される。

ロシアにダニが媒介する脳炎が存在することは知られていた。病原体はフラビウイルス属のウイルスとされている。最近、北海道からも同種の脳炎の報告がある。今後、わが国でも注目すべき脳炎といえよう。

また、最近、マレーシアでは、日本脳炎とは異なる脳炎が発生し、ブタと成人に発症する新種のニパウイルス脳炎であることが確認された。今後も、新種のウイルス性脳炎が発見されてゆくであろう。

Ⅳ プリオン病

一〇〇万人に一人の割で存在するクロイッフェルド・ヤコブ病という病気がある。初老期に起り、痴呆が進行して、四肢が固くなり、手足のふるえ（振戦）、言語障害が出現して、六箇月以内に急速に進行して植物状態になり、一〜二年で死亡する病気である。脳波で特徴的な所見がみられる。脳は全体が高度に萎縮し、大脳皮質は海綿状態を示す。この病気の進行を遅らせる治療法はない。ヒトに感染することが知られており、感染性は、患者の脳、脊髄、リンパ節、脾臓、角膜、脳脊髄液、白血球などから確認されている。

この病気は感染するが、病原体は不明で、おそらく実態がつかめないスロー・ウイルス感染であろうと考えられていた。ところが、スタンレイ・B・プルシナーは、一九八二年、感染因子として、核酸をもたない蛋白質性感染粒子が原因であると報告し、それをプリオンと命名した。この病原体は、熱やホルマリンなどに非常に強い抵抗性がある。プリオン蛋白は正常にも存在するが、正常型プリオン蛋白と異常型プリオン蛋白がある。両蛋白は立体構造に差がみられる。この異常型プリオン蛋白が神経系に蓄積してゆく疾患群をプリオン病と呼ぶ。ヒトでは、プリオン病の八〇〜八五パーセントがクロイツフェルド・ヤコブ病で、その他にはクールーがある。クールーとは、ニューギニアの原住民の食人の風習によってヒトに感染する病気である。

クロイツフェルド・ヤコブ病は、専門家の間に知られていた程度の病気にすぎなかったが、近年、広く知られるようになった。それは、一九九六年三月に、英国に発生した若年者（一六〜三九歳）のクロイツフェルド・ヤコブ病の発生である。その前に牛海綿脳症（狂牛病）の大量の発生が知られており、それがヒトへ感染したものと推定されている。

さらに、脳神経外科手術時に使用されたヒトから取った乾燥硬膜（商品）や、角膜移植から感染したと考えられる症例が知られるようになった。現在は、ヒト乾燥硬膜（商品）の使用は禁止されている。

V　脳アメーバ症

アメーバといえば、知らない人はないほど有名な原生動物である。池にいる普通の大型のアメーバは、アメーバ・プロテウスという種類である。もちろんヒトの病気との関係はない。この種類は、自由生活種と呼ばれ、これに対して寄生性のアメーバがいる。ヒトの寄生性のアメーバとして病原性があるのは、赤痢アメーバである。赤痢アメーバは、ヒトの腸に寄生し、赤痢様症状を起す。ときに、肝臓、脳に転移して重篤な状態になる。長い間、ヒトの脳を侵すアメーバは赤痢アメーバだけと思われていた。

一九六五年、オーストラリアの病理学者フォーラーとカーターは、短期間内に急性化膿性髄膜脳炎で死亡した四例の患者の脳から一種のアメーバを発見した。驚くことに、このアメーバは、淡水産の自由生活種のネグレリア・グルベリーと考えられた。その後、カーターはこのアメーバの詳細な検討を行い、これは新種のアメーバであることが判明し、ネグレリア・フォーレリーと命名した。その後、世界各地から症例が報告されはじめた。このアメーバ症は、原発性アメーバ性髄膜脳炎(primary amebic meningoencephalitis ＝ ＰＡＭ)と呼ばれる。このアメーバ症の共通した特徴は、多くの例では、発病前までは健康な人が池や淡水プールで水泳して三〜八日後、激しい頭痛で始まる急性髄膜脳炎を起す。多くは約一週間の経過で死亡する。アンフォテリシンＢで救命できた例もある。病原体であるアメーバは、鼻の穴より脳に侵入する。解剖で脳に多数のアメーバがみられる。

このアメーバ症の患者は、わが国からは一九九八年に九州から始めて報告された。また、病原体は関東地方の排水から発見されている。

このアメーバとは別に、アカントアメーバが脳炎を起す。この種類は何種かある。この感染は肉芽腫性アメーバ性脳炎(granulomatous amebic encephalitis ＝ ＧＡＥ)と呼ばれる。この脳炎の予後もきわめて悪く、有効な薬剤はない。エイズや免疫抑制剤使用で防御免疫が低下している場合に発症しやすい。一方、このアメーバは、コンタクトレンズ使用者に、角膜炎や角膜潰瘍を起すことは、よく知られている。

その後、ヴィスヴェスヴァラらは、髄膜脳炎で死亡したヒヒの一種マンドリルの脳から自由生活種のアメーバを発見し、新種の病原体として、バラムーシア・マンドリラーリスと命名した。新しい肉芽腫性アメーバ性脳炎の病原体である。一九九三年の報告では、バラムーシア感染症は米国の脳アメーバ症の約一二パーセントを占めるという。予後はきわめて悪い。

VI　広東住血線虫症

あまり聞き馴れない名前であろう。成虫は野ねずみの肺動脈に寄生する。本来は「ねずみ」の寄生虫である。中間宿主であるナメクジやカタツムリなどの陸産貝類で成育した幼虫（感染幼虫）（**図1**）は、「ねずみ」の口から入り、脳で発育して肺動脈に入って成虫になる。この寄生虫は脳で発育する点が大きな特徴である。「ねずみ」の脳では大量感染しない限り障害はないが、もし、この感染幼虫がヒ

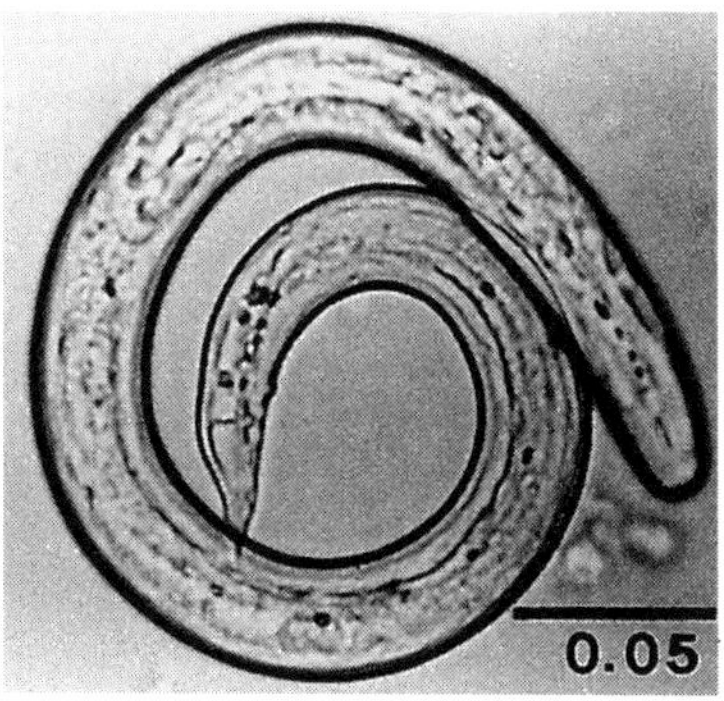

図1　広東住血線虫の感染幼虫

トに口から入れば、ヒトの脳で白血球の一種である好酸球が多く出現する好酸球性髄膜脳炎を起し、脳脊髄液に好酸球が出現する（正常では好酸球は出現しない）。好酸球性髄膜脳炎は、第二次大戦後に知られるようになり、現在では太平洋地域や東南アジアに広く存在する。わが国では、三〇例以上の症例が知られ、大部分が琉球列島からの報告である。病原体である広東住血線虫は、北海道から九州まで分布しており、本土内で感染したと推定される症例もある。

感染経路は、中間宿主であるナメクジを生食したり、陸産貝を手で弄んで不潔な手で感染幼虫を知らずに口に入れたり、中間宿主から遊出した感染幼虫を野菜と一緒に食べたり、感染幼虫を宿す淡水産のエビやカニを生食いすることによる。

幼虫はヒトの体内で増殖しないので、重症度は感染した幼虫の数による。大量感染の場合は死亡するが、ほとんどの症例では後遺症を残すことなく治癒する。わが国では死亡症例はなかったが、最近、沖縄から小児の死亡例が報じられた。臨床で使用できる効果的な薬剤はない。

●参考文献

⑴亀山正邦編：病態別脳卒中治療マニュアル，医学書院，1991.
⑵宮野佐年：脳卒中のリハビリテーション，全日本病院出版会，1999.
⑶菊池晴彦，高倉公朋，坪川孝志編：最新脳神経外科学，2版，朝倉書店，1997.
⑷塚原安紀子：痴呆老人に学ぶ―そして子供に贈る―．中央法規出版，1990.
⑸津山直一，上田敏，高橋勇，千野直一編：リハビリテーション医学，医歯薬出版，1984.
⑹渡辺尚彦：血圧はウソをつく，ネスコ，1997.
⑺田川皓一，藤井清孝編：脳卒中治療学，西村書店，1996.
⑻山口武典編：脳卒中ことはじめ，医学書院，1997.

著者紹介

西村謙一（にしむらけんいち）

医学博士，脳神経外科専門医，救急医学指導医

1958年　九州大学医学部卒業
1967年　九州労災病院脳神経外科部長
1972年　岩手医科大学外科学助教授
1974年　イギリス・ケンブリッジ・アデンブルーク病院脳神経外科客員部長
1980年　佐賀医科大学外科学助教授，脳神経外科科長
現　在　医療法人平川病院　脳神経外科部長，佐賀医科大学非常勤講師

主　著：『頭部外傷治療の実際』医学書院(1972)
『頭部・顔面の損傷(救急医療の基本と実際)』情報開発研究所(1985)
『人体神経系寄生虫症』新興医学出版(1991)
『頭にくる虫のはなし――ヒトの脳を冒す寄生虫がいる』技報堂出版(1991)，ほか

あなたの「頭痛」や「もの忘れ」は大丈夫？
脳疾患診療の実際　　定価はカバーに表示してあります

2000年8月25日　1版1刷発行　　ISBN 4-7655-4418-4 C1347

著　者　西村謙一
発行者　長　祥隆
発行所　技報堂出版株式会社
〒102-0075　東京都千代田区三番町8-7
（第25興和ビル）
電　話　営業　(03)(5215)3165
　　　　編集　(03)(5215)3161
FAX　(03)(5215)3233
振替口座　00140-4-10

日本書籍出版協会会員
自然科学書協会会員
工学書協会会員
土木・建築書協会会員

Printed in Japan

装幀 海保　透　印刷 東京印刷センター　製本 鈴木製本